中医临床必读丛书

时方妙用

清 · 陈修园　著

王　鹏　王振国　整理

人民卫生出版社

图书在版编目（CIP）数据

时方妙用/清·陈修园著　王鹏　王振国整理. —北京：人民卫生出版社，2007.9
（中医临床必读丛书）
ISBN 978-7-117-08833-6

Ⅰ.时…　Ⅱ.①陈…②王…③王…　Ⅲ.验方-汇编-中国-清代　Ⅳ.R289.5

中国版本图书馆 CIP 数据核字（2007）第 089365 号

人卫智网	**www.ipmph.com**	**医学教育、学术、考试、健康，购书智慧智能综合服务平台**
人卫官网	**www.pmph.com**	**人卫官方资讯发布平台**

中医临床必读丛书

时方妙用

著　　者：清·陈修园
整　　理：王　鹏　王振国
出版发行：人民卫生出版社（中继线 010-59780011）
地　　址：北京市朝阳区潘家园南里 19 号
邮　　编：100021
E - mail：pmph @ pmph.com
购书热线：010-59787592　010-59787584　010-65264830
印　　刷：北京盛通数码印刷有限公司
经　　销：新华书店
开　　本：850×1168　1/32　　**印张**：5
字　　数：75 千字
版　　次：2007 年 9 月第 1 版　　2025 年 5 月第 1 版第 18 次印刷
标准书号：ISBN 978-7-117-08833-6
定　　价：11.00 元
打击盗版举报电话：010-59787491　E-mail：WQ @ pmph.com
质量问题联系电话：010-59787234　E-mail：zhiliang @ pmph.com

出版者的话

中医要发展创新，提高临床疗效是必由之路。而提高临床疗效的捷径，就是继承前人宝贵的诊疗理论和丰富的临床经验。古今大凡著名医家，无不是在熟读古籍，继承前人经验的基础上而成为一代宗师的。厚积薄发，由博返约，是读书成才的必然过程。步入21世纪，中医的发展与创新仍然离不开继承，而继承的第一步必须是熟读中医古籍，奠定基础。这好比万丈高楼，筑基必坚；参天大树，扎根必深。

为了在新世纪进一步发展中医，提高中医临床疗效水平，针对目前中医现状，国家中医药管理局启动了“优秀中医临床人才研修项目”。该计划首批精选培养名中医200名左右，期望在新世纪再培养一大批中医临床大家，为我国人民的医疗保健再做贡献。做临床，必读古籍；做名医，更需要熟悉古籍并能灵活应用。为了适应中医临床人才培养计划，我们从“优秀中医临床人才研修项目”必读书目中先期精选了中医各科必读的70余种整理后已相继出版发行，应广大读者要求，经全国著名中医专家王永炎、余瀛鳌等推荐和论证，续增34种，使《中医临床必读丛书》的出版渐臻完备。本丛书共105种，所选精当，涵盖面广，多为历代医家推崇，尊为必读经典著作，在中医学发展的长河中，占有重要的学术地位。

本次整理突出了以下特点：①力求原文准确，每种医籍均由各科专家遴选精善底本，加以严谨校勘，为读者提供精确的原文。②原则上只收原文，不作校记和注释，旨在使读者在研习之中渐得旨趣，体悟真谛。③每书撰写了导读，介绍该书的作者生平、成书背景、学术特点，及对临床的指导意义以及如何学习运用等内容，提要钩玄，以启迪读者。为便于读者检索，书后附以索引。

期望本丛书的出版，能真正起到读古籍，筑根基，做临床，提疗效的作用，有助于中医临床人才的培养和成长，以推动我国中医药事业的发展与创新。

一、经典著作

《灵枢经》
《黄帝内经素问》
《伤寒论》
《金匮要略》
《温病条辨》
《温热经纬》

二、诊断类著作

《脉经》
《诊家枢要》
《濒湖脉学》

三、通用著作

《中藏经》
《伤寒总病论》
《素问玄机原病式》
《三因极一病证方论》
《素问病机气宜保命集》
《内外伤辨惑论》
《儒门事亲》
《脾胃论》
《兰室秘藏》
《格致余论》
《丹溪心法》
《景岳全书》
《医贯》
《理虚元鉴》
《明医杂著》
《万病回春》
《慎柔五书》
《内经知要》
《医宗金鉴》
《石室秘录》
《医学源流论》
《兰台轨范》
《杂病源流犀烛》
《古今医案按》
《笔花医镜》
《类证治裁》
《医林改错》

《血证论》
《名医类案》
《医学衷中参西录》
《丁甘仁医案》

四、各科著作

（一）内科

《金匮钩玄》
《秘传证治要诀及类方》
《医宗必读》
《医学心悟》
《证治汇补》
《医门法律》
《张氏医通》
《张聿青医案》
《临证指南医案》
《症因脉治》
《医学入门》
《先醒斋医学广笔记》
《温疫论》
《温热论》
《湿热论》
《串雅内外编》
《医醇賸义》
《时病论》

（二）外科

《外科精义》
《外科发挥》
《外科正宗》
《外科证治全生集》
《疡科心得集》

（三）妇科

《经效产宝》
《妇人大全良方》
《女科经纶》
《傅青主女科》
《竹林寺女科秘传》
《济阴纲目》
《女科辑要》

（四）儿科

《小儿药证直诀》
《活幼心书》
《幼科发挥》
《幼幼集成》

（五）眼科

《秘传眼科龙木论》
《审视瑶函》
《银海精微》
《目经大成》
《眼科金镜》

（六）耳鼻喉科

《重楼玉钥》
《口齿类要》
《喉科秘诀》

（七）针灸科

《针灸甲乙经》
《针灸资生经》
《针经摘英集》
《针灸大成》
《针灸聚英》

（八）骨伤科

《永类钤方》

《仙授理伤续断秘方》

《世医得效方》

《正体类要》

《伤科汇纂》

《厘正按摩要术》

（九）养生

《寿亲养老新书》

《遵生八笺》

《老老恒言》

五、方药类著作

《太平惠民和剂局方》

《医方考》

《本草原始》

《医方集解》

《本草备要》

《得配本草》

《成方切用》

《时方妙用》

《验方新编》

人民卫生出版社

2007年3月

序

中医药学是具有中国特色的生命科学，是科学与人文融合得比较好的学科，在人才培养方面，只要遵循中医药学自身发展的规律，只要把中医理论知识的深厚积淀与临床经验的活用有机的结合起来，就能培养出优秀的中医临床人才。

近百余年西学东渐，再加上当今市场经济价值取向的作用，使得一些中医师诊治疾病，常以西药打头阵，中药作陪衬，不论病情是否需要，一概是中药加西药。更有甚者不切脉、不辨证，凡遇炎症均以解毒消炎处理，如此失去了中医理论对诊疗实践的指导，则不可能培养出合格的中医临床人才。对此，中医学界许多有识之士颇感忧虑而痛心疾首。中医中药人才的培养，从国家社会的需求出发，应该在多种模式多个层面展开。当务之急是创造良好的育人环境。要倡导求真求异，学术民主的学风。国家中医药管理局设立了培育名医的研修项目，首先是参师襄诊，拜名师制订好读书计划，因人因材施教，务求实效。论其共性则需重视“悟性”的提高，医理与易理相通，重视易经相关理论的学习；还有文献学、逻辑学，生命科学原理与生物信息学等知识的学习运用。“悟性”主要体现在联系临床，提高思想思考思辨的能力，破解疑难病例获取疗效。再者是熟读一本临证案头书，研修项目精选的书目可以任选，作为读经典医籍研修晋阶保底的基本功。第二是诊疗环境，我建议城市与乡村、医院与诊所、病房与门诊可以兼顾，总以多临证多研讨为主。若参师三五位以上，年诊千例以上，必有上乘学问。第三是求真务实，“读经典做临床”关键在“做”字上苦下功夫，敢于置疑而后验证、诠释进而创新，诠证创新自然寓于继承之中。

中医治学当溯本求源，古为今用，继承是基础，创新是归宿，认真继承中医经典理论与临床诊疗经验，做到中医不能丢，进而才是中医现代化的实施。厚积薄发、厚今薄古为治学常理。所谓勤求古训、融汇新知，即是运用科学的临床思维方法，将理论与实践紧密联系，以显著的疗效、诠释、求证前贤的理论，寓继承之中求创新发展，从理论层面阐发古人前贤之未备，以推进中医学科的进步。

综观古往今来贤哲名医均是熟谙经典，勤于临证，发遑古义，创立新说者。通常所言的“学术思想”应是高层次的成就，是锲而不舍长期坚持“读经典做临床”在取得若干鲜活的诊疗经验的基础上，应是学术闪光点凝聚提炼出的精华。笔者以弘扬中医学学科的学术思想为己任而决不敢言自己有什么学术思想，因为学术思想一定要具备有创新思维与创新成果，当然是在继承为基础上的创新；学术思想必有理论内涵指导临床实践，能以提高防治水平；再者学术思想不应是一病一证一法一方的诊治经验与心得体会。如金元大家刘完素著有《素问玄机原病式》，自述“法之与术，悉出《内经》之玄机”，于刻苦钻研运气学说之后，倡“六气皆从火化”，阐发火热症证脉治，创立脏腑六气病机、玄府气液理论。其学术思想至今仍能指导温热、瘟疫的防治。非典型传染性肺炎(SARS)流行时，运用玄府气液理论分析证候病机，确立治则治法，遣药组方获取疗效，应对突发公共卫生事件造福群众。毋庸置疑刘完素是“读经典做临床”的楷模，而学习历史，凡成中医大家名师者基本如此，即使当今名医具有卓越学术思想者，亦无例外，因为经典医籍所提供的科学原理至今仍是维护健康防治疾病的准则，至今仍葆其青春，因此“读经典做临床”具有重要的现实意义。

值得指出，培养临床中坚骨干人才，造就学科领军人物是当务之急。在需要强化“读经典做临床”的同时，以唯物主义史观学习易经易道易图，与文、史、哲，逻辑学交叉渗透融合，提高“悟性”指导诊疗工作。面对新世纪东学西渐是另一股潮流，国外学者研究老聃、孔丘、朱熹、沈括之学，以应对技术高速发展与理论相对滞后的矛盾日趋突出的现状。譬如老聃是中国宇宙论的开拓者，惠施则注重宇宙中一般事物的观察。他解释宇宙为总包一切之“大一”与极微无内之“小一”构成，大而无外小而无内，大一寓有小一，小一中又涵有大一，两者相兼容而为用。如此见解不仅对中医学术研究具有指导作用，对宏观生物学与分子生物学的链接，纳入到系统复杂科学的领域至关重要。近日有学者撰文讨论自我感受的主观症状对医学的贡献和医师参照的意义；有学者从分子水平寻求直接调节整体功能的物质，而突破靶细胞的发病机制；有医生运用助阳化气，通利小便的方药能同时改善胃肠症状治疗幽门螺杆菌引起的胃炎，还有医生使用中成药治疗老年良性前列腺增生，运用非线性方法，优化观察指标，不把增生前列腺的直径作为惟一的“金”指标，用综合量表评价疗效而获得认许，这就是中医的思维，要坚定地走中国人自己的路。

人民卫生出版社为了落实国家中医药管理局设立的培育名医的研修项目，先从研修项目中精选70余种陆续刊行，为进一步扩大视野，续增的品种也是备受历代医家推崇的中医经典著作，为我们学习提供了便利条件，只要我们“博学之，审问之，慎思之，明辩之，笃行之”，就会学有所得、学有所长、学有所进、学有所成。治经典之学要落脚临床，实实在在去“做”，切忌坐而论道，应端正学风，尊重参师，教学相长，使自己成为中医界骨干人才。名医不是自封的，需要同行认可，而社会认可更为重要。让我们互相勉励，为中国中医名医战略实施取得实效多做有益的工作。

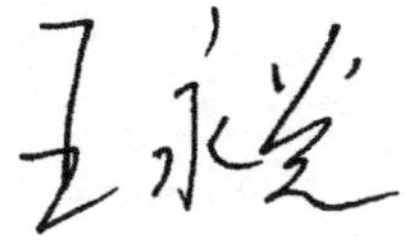

2007年3月5日

导读

《时方妙用》一书虽篇帙短小，但内容撷精摘粹，所载治法方药亦别具匠心，切于实用。作者为一代名医，学验俱丰，本书为其代表著作之一，主要内容多是其经验之谈，在辨证施治与处方用药上，对指导临床实践颇有裨益，实为一本较好的中医临床参考书。

一、《时方妙用》及其作者

《时方妙用》作者为清代医家陈修园。陈修园，字念祖，一字良有、长有，号慎修。福建长乐人，生活于清代乾隆、嘉庆、道光年间（约 1753～1823）。少因孤贫，治举子业，并承祖习医。乾隆五十八年（1793）中举人，于是旅居京城，后任京周威县（今属河北境内）内常一职，负责救治疫疾。嘉庆二十四年（1819）告病归里，讲学于长乐嵩山井山草堂。陈氏涉猎广泛，学识渊博，功底深厚，是祖国医学发展史上不多见的一位富有创见的理论家和临床家。其一生著述十分丰富，传世之作包括《神农本草经读》、《时方妙用》、《时方歌括》、《医学三字经》、《医学实在易》、《医学从众录》、《伤寒论浅注》、《金匮要略浅注》、《伤寒真方歌括》、《金匮方歌括》、《长沙方歌括》、《灵素集注节要》、《景岳新方八阵砭》、《女科要旨》、《十药神书注解》、《伤寒医诀串解》等，基本涵盖了中医基础理论、临床以及医学知识入门、普及等诸方面内容。其中许多著作，如《医学三字经》等，文字质朴流畅，内容深入浅出，十分切于实用，一百多年来一直流传不衰，影响广泛，已成为中医自学与教学的重要参考文献。

《时方妙用》系作者晚年所著，初刻于公元1803年。全书共4卷。首叙望、闻、问、切四诊要点，次融历代医家和个人经验，对42种临床常见病证的病因病机、证候、治法、方药等进行阐发。全书内容简明易懂，切合临床实用。

二、《时方妙用》的主要学术特点及临床指导意义

概括而言，本书主要学术特点及对临床的指导意义有以下两方面。

1. 遣药组方，示以权变

《时方妙用》就42种临床常见病证的治法、方药予以系统阐发，每一病证下，均依据症象，举出主证，附以主治方药和加减用法，以法统方，承前启后。全书选方实用，总以切合临床应用为最终目的。针对每一时方，作者力求弄清其立方本意，在此基础上，示以规矩，教以灵活应变之法。如在论述血证辨治时，将临床血证按以下类属予以辨治，凡属外感吐血者，法取微汗治之，宜香苏饮加荆芥穗、牡丹皮、白芍；属不避暑热及过食煿炙之物，以致血热妄行者，宜四生丸；属瘀血而吐者，必先胸痛，血色必紫或黑而成块，脉必滞涩，宜四物汤加醋炒大黄、桃仁、红花、牡丹皮、香附；如见紫血尽而鲜血出，即用六君子汤加当归调之。同时，十分重视民间单方、验方的收集应用，如记载牙缝出血以纸纴蘸干蟾酥少许于出血处，按之立止；大吐、大衄、大崩之顷，血若稍止，急用独参汤服，服后听其熟睡，切勿惊醒，则阴血可复生等。可见，作者遣药组方时，均能细察病情，详于辨证，药中肯綮，于恒法中又有变法，方使效如桴鼓。

2. 重视脾肾，长于温补

肾为先天，脾为后天，是中医藏象理论的基本内容之一。但在这一认识上，历来有不同见解，或说肾重于脾，或说脾重

于肾，或说两脏同等重要。在脾肾观上，陈修园认为生殖不仅在肾，而是关乎脾肾两脏。出生之后，无论在生理、病理方面，脾胃均居于重要地位。基于此，作者在《时方妙用》中，处处体现出了其重视脾肾、长于温补、不喜寒凉滋阴的临床辨治及用药特色。如在论述痨证时说："寒凉之药不可久服，人人俱知也，惟滋阴降火及不凉不温之品，最是误人……余素不喜寒凉，姑以寒凉方之不可弃者列"，他认为，滋肾丸、四生丸、清燥救肺汤等方，虽性寒凉而能培补生气，为痨门不可少之方，但也属只能权用之类。而保元方、六君子汤、五味异功散、归脾汤等方，补虚退热，进食除疾，止血极验；附子理中汤、近效术附汤等方，则有益精气、扶元气、补火制水之妙，前类方甘温补脾，后类方则甘温补肾，充分体现了其重视脾肾、长于温补的临床辨治特色。作者的这些学术思想或观点，虽不免有矫枉过正之处，然而也确有其独到之见，如肾为先天，对人之发育、生长尤为重要，但出生之后，端赖后天之滋养；无论补肾、补脾，均不能呆补、腻补，必须配伍适当等论述，对于现今临床实践仍具有重要的指导意义。

三、如何学习应用《时方妙用》

1. 联系对比，加深理解

中医方剂学融理法方药于一炉，与中医其他学科联系十分密切。陈修园在《时方妙用》中融历代医家和个人经验，就42种临床常见病证的病因病机、证候、治法、方药等作了进一步的阐发，这就要求读者在学习过程中，要理论联系实际，以便更好地提出问题、分析问题、解决问题。如《时方妙用》在论述痨证时，以咳嗽、吐血、发热为纲，提出痨证的一系列治法方药。认为实火所致者宜寒凉泻火，其中血热妄行，身壮热者宜四生丸；骨蒸发热，日静夜剧者宜地骨皮散；午后发热，盗汗不止者宜当归六黄汤；胃中湿热，身黄溺赤者宜甘露饮；感秋燥之气，洒淅恶寒，寒已发热者宜清燥救肺汤。虚火证又有二法：其一为温补脾肺法，陈修园认为："宣肺阳则天气清明，而龙雷之火不作，为退热一大法。"下设保元汤、补中益气汤、当归补血汤、四君子汤、六君子汤、五味异功散、香砂六君子汤、归脾汤等方，诸方有补虚清热、进食除烦、止血之功效；其二为温补心肾法，云："宣心阳则离光普照，爝火无火，又为退热一大法。"下设附子理中汤、人参养营汤、近效术附汤、正气丹、圣愈汤、二加龙骨汤、黑锡丹、芪附汤、术附汤、参附汤等方，诸方有益精气、补元阳、助火攻水之功效。《时方妙用》中，诸如此类实例，比比皆是，只有联系对比，探源求本，明确其辨治之原委，方可加深理解，最终用于指导和丰富临床实践。

2. 结合作者其他著作，相阅互参

首先，学习本书过程中，必须结合《时方歌括》一起研读。《时方歌括》亦为陈修园所著，全书共 2 卷，初刻于公元 1801 年。书中共列常用方剂 100 余首，依其性质分为十二类，正文以歌赋形式说明各方组成及主治，后附作者注解，用以说明本方的作用和配伍等。此外，还集录历代名医论说。二书合刊，内容互有联系，许多论述对理解《时方妙用》文意十分有益。因此，将此两本著作相阅互参，会加深对本书的理解，达到融会贯通、透彻领悟的学习目的。其次，还应结合作者的其他一些相关著作一起学习。如《时方妙用》书中所体现的重视脾肾观点，为作者在充分结合机体生理、病理，以及病证的诊断、治疗的基础上形成的学术观点，这一学术观点不仅在《时方妙用》中有所体现，在《医学从众录》、《景岳新方八阵砭》、《女科要旨》、《神农本草经读》等其他著作中也有所阐发，这就要求在学习过程中，应多方参阅，系统掌握其主旨思想，才能达到纲举目张、全面把握的学习目的。

整理说明

《时方妙用》初刻于公元1803年。本书现存多种清刻本和民国年间石印本，其中质量较佳的版本有清光绪十八年上海图书集成印书局《陈修园医书十六种》本、清光绪乙巳仲夏上海文盛堂书局《陈修园医书四十八种》本、上海锦章书局《陈修园公余五种》石印本等。本次整理以清光绪十八年上海图书集成印书局《陈修园医书十六种》本为底本，以清·光绪乙巳仲夏上海文盛堂书局《陈修园医书四十八种》本、上海锦章书局《陈修园公余五种》石印本为主校本。参考《内经》、《伤寒论》、《金匮要略》等相关著作进行整理。

书中俗体字、繁体字、异体字等一律改为国家标准简化字；对于古今字，凡能明确其含义者，均以今字代之；对于某些通假字，则尽量恢复本字；凡底本中出现的明显错别字，直接予以改正，不出校。

由于整理者水平有限，错误之处在所难免，敬请同道指正。

序

古之长吏与民相亲，饥为之食，寒为之衣，水旱疾疫为之医药而调剂之，用能循绩丕懋，仁闻远覃。长乐陈修园孝廉，精轩岐术，作令三辅，适大水，奉檄勘灾恒山，出其方，试而辄效。嗣丁内艰旋里，读礼之暇，因刊《时方歌括》、《时方妙用》二书。夫上医医国，前人如狄怀英、陆敬舆诸贤，家居时率骈集验方以自娱，亦以救世。《物理论》曰：医者，非仁爱不可托也，非聪明理达不可任也，非廉洁淳良不可信也。修园行将广其道，以究心民瘼，追踪古循吏者，岂真以术炫售哉！

嘉庆癸亥至日赵在田序

小引

辛酉岁，余罢南宫试，蒙恩试令三辅。适夏间大水，奉檄勘灾恒山，以劳遘疾，得寒厥证，几死，病间自定汤液，二服愈。

时恒山东北，大为温疟患，误于药者比比。余悯之，遂于公余采时方一百八首，韵为歌括。出缮本，付刀圭家，按法疗治，多所全活。

越明年，制府熊谦山先生见而许可，曰："子之意善矣！然有方而不审其用，则不足以活人，且以杀人，子盍明方意而广之。"适余丁内艰，弗果。

今岁读礼在籍，谨体先生寿世寿民意，续成四卷，详病原于一百八首中，且余读《灵》、《素》，宗仲景，向有经方之注，和者寥寥，偶以时方出，纸贵一时，投时好也。好在此，曷弗导之以此？时方固不逮于经方，而以古法行之，即与经方相表里，亦在乎用之之妙而已，因颜曰《时方妙用》。

时嘉庆癸亥立春后一日，修园陈念祖题

小引

目录

卷一

望色一

明堂图，内部十四，外部十一，恐仓猝间不能辨也。唯相传额心、鼻脾、左颊肝、右颊肺、颐肾之法，简捷可从。又须审其五色，以定五脏之病。肝青、肺白、心赤、脾黄、肾黑。色周于面者，辨其有神无神；色分于部者，审其相生相克。暗淡者，病从内生；紫浊者，邪自外受。郁多憔悴，病久瘦黄。山根明亮，须知欲愈之疴；环口黑黧，休医已绝之肾。言难尽意，医要会心。

《经》云：赤欲如帛裹朱，不欲如赭；白欲如鹅羽，不欲如盐；青欲如苍璧之泽，不欲如蓝；黄欲如罗裹雄黄，不欲如黄土；黑欲如重漆色，不欲如地苍。青如翠羽者生，赤如鹅冠者生，黄如蟹腹者生，白如豕膏者生，黑如乌羽者生。《灵枢》曰：五色各见其部，察其浮沉，以知浅深；察其泽夭，以观成败；察其散抟，以知远近；视色上下，以知病处；积神于心，以知往今。

望 色 二

尸臭，肉绝；舌卷及囊缩，肝绝；口不合，脾绝；肌肿唇反，胃绝；发直齿枯，骨绝；遗尿，肾绝；毛焦，肺绝；面黑直视，目瞑不见，阴绝；目眶陷，目系倾，汗出如珠，阳绝；手撒戴眼，太阳绝；病后喘泻，脾肺将绝。目正圆，痉，不治；吐沫面赤，面青黑，唇青，人中满，发与眉冲起，爪甲下肉黑，手掌无纹，脐突，足趺肿，声如鼾睡，脉沉无根，面青伏眼，目盲，汗出如油，以上肝绝，八日死；眉倾，胆绝；手足爪甲青或脱落，呼骂不休，筋绝，八日死；眉息回视，心绝，立死；发直如麻，不得屈伸，自汗不止，小肠绝，六日死；口冷，足肿，腹热，肿胀，泄利无时，脾绝，五日死；脊骨疼肿，身重不可转侧，胃绝，五日死；耳干，舌肿，溺血，大便赤泄，肉绝，九日死；口张，气出不反，肺绝，三日死；泄利无度，大肠绝；齿干枯，面黑，目黄，腰欲折，自汗，肾绝。

望 色 三

舌上津津如常，邪尚在表，见白苔而滑，邪在半表半里；见黄苔而干燥，热已入于里。见黑苔有二：如黑而焦裂硬刺者，为火极似炭之热苔；如黑而有水软润而滑者，为水来克火之寒苔。又蓝色为白色之变，为寒；紫色为红色之变，为热。此伤寒证辨法也。

凡舌肿胀、重舌、木舌，舌生芒刺、舌苔黄燥，皆热甚也。凡舌硬、舌强、舌短缩、舌卷，皆危症。又阴阳易，出舌数寸者死，若沿边缺陷如锯齿者，不治。

杜青碧三十六舌，繁而无当，不可为其所惑。

闻　声

《难经》曰：闻其五音，以知其病。以五脏有五声，以合于五音，谓肝呼应角，心笑应徵，脾歌应宫，肺哭应商，肾呻应羽是也。然此义深奥，非寻常所能揣测者，今以古人经验简易之法，列为声诊。

脉之呻者，痛也，言诊时之呻吟。言迟者，风也，迟则寒温风痰之症。声从室中言，此中气有湿也。言将终，乃复言者，此夺气也，谓气不续，言未终止而又言之状也。衣被不敛，言语骂詈，不避亲疏者，神明之出也，狂。出言懒怯，先轻后重，此内伤中气也；出言壮厉，先重后轻，是外感邪盛也。

攒眉呻吟，苦头痛也；呻吟不能行起，腰足痛也；

叫喊以手按心，中脘痛也；呻吟不能转身，腰痛也；摇头而呻，以手扪腮，唇齿痛也；行迟而呻者，腰脚痛也。

诊时吁气者，郁结也；纽而呻者，腹痛也；形羸声哑，痨瘵之不治者，咽中有肺花疮也；暴哑者，风痰伏火，或暴怒叫喊所致也；声嘶血败，久病不治也；坐而气促，痰火为哮也；久病气促，危也；中年人声浊者，痰火也。

诊时独言独语，首尾不应，思虑伤神也。伤寒坏病，声哑为狐惑，上唇有疮，虫食其脏；下唇有疮，虫食其肛也。气促喘息不足以息者，虚甚也；平人无寒热，短气不足以息者，实也，实者是痰与火也。新病闻呃，非火逆即寒逆；久病闻呃，胃气欲绝也。大抵声音清亮，不异于平时，为吉。

问　症

凡诊病，必先问是何人，或男，或女，或老，或幼，或妾婢童仆。问而不答，必耳聋，须询其左右，平素何如，否则病久或汗下致聋。问而懒答或点头，皆中虚，昏愦不知人，非暴厥即久病也，如妇人多中气。

诊妇人，必当问月信如何，寡妇血气凝滞，两尺多滑，不可误断为胎，室女亦有之。

又问其病于何日（日少为新病，实证居多；日多为久病，虚证居多）？曾食何物（食水而病，药用冰煎；若伤肉食，用草果、山楂之类，详伤食本条）？曾有怒、劳、房欲等事（怒则伤肝，劳则内伤元气，房劳则伤肾）？及问初起何症（如初起头疼、发热、恶寒，属外感；如初起心腹疼痛及泻痢等症，属内伤）？后变何症（如痢变泻、变疟为轻；疟、泻变痢为重。先喘后胀病在肺，先胀后喘病在脾，先渴后呕为停水之类）？今口渴思饮否（口不渴，内无热也。口渴欲饮为热，老人口干不欲饮，主津液少，若漱水不欲咽，主蓄血，主阴极发躁）？喜热喜冷否（喜热内寒，喜冷内热）？口中何味（苦，热；咸，寒；虚，淡；甘，脾热成疳；伤食，口酸）？思食否（伤食，不思食；杂症，思食。有胃气则生；若绝食，为无胃气，则死）？五味中喜食何味（喜甘，脾弱；喜酸，肝虚之类）？胸中宽否（不宽，伤食、痰积、气滞之症）？及腹中有无痛处否（无痛，病不在内，主虚；有痛处，主食积、痰、血之类；有痛处，手按则减者为虚）？大小便如常否（小便秘，黄赤为热，清白为寒，浊如米泔为湿热下陷。大便秘为实，久泻久痢为虚，下黄赤为热，下清白为寒）？足冷暖否（足暖，阳证；足冷，阴证；乍冷乍温便结属阳，大便如常属虚）？及平日劳逸、喜怒忧思、素食何物（劳则气散，逸则气滞。喜伤心，怒伤肝，忧伤肺，思虑伤脾，恐伤肾。素食厚味则生痰，醇酒则发热）？

种种问法，实为活人之捷径。

切　脉

《内经》分配脏腑：左寸心、膻中；左关肝、胆；左尺肾、腹中；右寸肺、胸中；右关脾、胃；右尺肾、腹中。

王叔和分配脏腑：左寸心、小肠；左关肝、胆；左尺肾、膀胱；右寸肺、大肠；右关脾、胃；右尺命门、三焦。

李濒湖分配脏腑：左寸心、膻中；左关肝、胆；左尺肾、膀胱、小肠；右寸肺、胸中；右关胃、脾；右尺肾、大肠。

张景岳分配脏腑：左寸心、膻中；左关肝、胆；左尺肾、膀胱、大肠；右寸肺、胸中；右关脾、胃；右尺肾、小肠。

愚按：大小二肠，经无明训，其实"尺里以候腹"，腹者，大小肠与膀胱俱在其中。王叔和以大小二肠配于两寸，取心肺与二肠相表里之义也。李濒湖以小肠配于左尺，大肠配于右尺，上下分属之义也。张景岳以大肠宜配于左尺，取金水相从之义；小肠宜配于右尺，取火归火位之义也。俱皆有至理。当以病症相参，如大便秘结，右尺宜实，今右尺反虚，左尺反实，便知金水同病也。小便热淋，左尺宜数，今左尺如常，而右尺反数者，便知相火炽盛也；或两尺如常，而脉应两寸者，便知心移热于小肠，肺移热于大肠也。一家之说，俱不可泥如此。况右肾属火，即云命门，亦何不可？三焦鼎峙于两肾之间，以应地运之右转，即借诊于右尺，亦何不可乎？

五脏平脉

心脉浮大而散，肺脉浮涩而短，肝脉弦长而和，脾脉缓大而敦，肾脉沉软而滑。

又有反关脉，在关后，必反其手诊之，当询其平日何如脉象。

男女异脉

男子阳为主，两寸常旺于尺；女子阴为主，两尺常旺于寸，乃其常也，反之者病。

无病经脉

经者，常也。医者一呼一吸，病者脉来四至，为和平之象。或问，以五至为闰息，如岁运三年一闰，是我之息长，非彼之脉数也。

脉分四时六气

十二月大寒至春分，为初之气，厥阴风木主令。《经》曰：厥阴之至，其脉弦。

春分至小满，为二之气，少阴君火主令。《经》曰：

少阴之至，其脉钩。

小满至六月大暑，为三之气，少阳相火主令。《经》曰：少阳之至，大而浮。

大暑至八月秋分，为四之气，太阴湿土主令。《经》曰：太阴之至，其脉沉。

秋分至十月小雪，为五之气，阳明燥金主令。《经》曰：阳明之至，短而涩。

小雪至十二月大寒，为六之气，太阳寒水主令。《经》曰：太阳之至，大而长。

按：近时只遵春弦、夏洪、秋毛、冬石、四季之末和缓不忒之诀，然气之至有迟速，不必趋于捷径。

七怪脉歌（旧诀）

雀啄连来三五啄（连连搏指，忽然止绝，少顷复来，如雀啄食，肝绝也）。

屋漏半日一点落（如屋残漏下，半时一滴，胃绝也）。

弹石硬来寻即散（沉于筋间，劈劈急硬，如指弹石，肾绝也）。

搭指散乱如解索（指下散乱，乍数乍疏，如索之解，脾绝也）。

鱼翔似有亦似无（本不动而末强摇，似有似无，如鱼之翔，心绝也）。

虾游静中跳一跃（浮于指下，始则冉冉不动，少焉而去，久之忽然一跃，进退难寻，如虾之游，大肠绝也）。

更有釜沸涌如羹（浮于指下，有出无入，无复止数，如釜汤沸，肺绝也）。

旦占夕死不须药。

八脉该二十八字脉象（旧诀）

以浮、芤、滑、实、弦、紧、洪为七表；以沉、微、迟、缓、濡、伏、弱、涩为八里；以长、短、虚、促、结、代、牢、动、细为九道，不无可议处。浮、沉、迟、数为诊脉四大纲，旧诀竟脱去数字，谬甚！当就李濒湖、李士材二十七字外，更增入大脉方足。然病无定情，脉不单见，学无头绪，指下茫然。兹以浮、沉、迟、数、虚、实、大、缓八脉为主，而以兼见之脉附之，总括以诗，为切脉之捷法。

浮（轻手乃得，重手不见）为阳，为表（除沉伏牢三脉之外，皆可互见）。浮而中空为芤（有边无中，如以指着葱之象），主失血。

浮而搏指为革（中空外坚，似以指按鼓皮之状，浮见也。视芤脉，中更空而外更坚），主阴阳不交。

浮而不聚为散（按之散而不聚，来去不明），主气散。

诗曰：

浮为表脉病为阳，
轻手扪来指下彰。

芤似着葱知血脱，

革如按鼓识阴亡（孤阳越于上，便知真阴竭于下矣）。

从浮辨散形撩乱，

定散非浮气败伤。

除却沉中牢伏象，

请君象外更参详（浮，不沉也，沉中诸脉，俱不能兼）。

沉（轻手不得，重手乃得，按至肌肉以下）为阴，为里（除浮、革、芤、散四脉之外，皆可互见）。

沉而几无为伏（着骨始得，较沉更甚），主邪闭。

沉而有力为牢（沉而强直搏指），主内实。

诗曰：

沉为里脉病为阴，

浅按如无按要深。

伏则幽潜推骨认，

牢为劲直着筋寻。

须知诸伏新邪闭，

可悟诸牢内实寻。

除却浮中芤革散，

许多活法巧从心（沉，不浮也，浮中诸脉，不能兼见）。

迟（一息三至或二至）为在脏，为寒（除数、紧、促、动四脉之外，皆可互见）。

迟而时止为结（迟中而时有一止也，但无定数），主气郁、血壅、痰滞（亦主气血渐衰）。

迟而更代为代（缓中一止，不能自还而更代也，止有定数），主气绝（亦主经遂有阻，妊妇见之不妨）。

诗曰：

迟为在脏亦为寒（《脉经》云：迟为寒；仲景云：迟为在脏），

一息未及四至弹（一呼一吸，合为一息。一呼脉来二至，一吸脉来二至，合为一息四至，为平人之脉。迟则一息三至，或一息二至，至于一息一至，必死）。

结以偶停无定数（迟中一止也），

代因不返即更端（一脏气绝，其脉往而不能自还，他脏因而更代之。须知此脉止有定数）。

共传代主元阳绝，

还识结成郁气干。

除却数中促紧动，

诸形互见细心观（迟，不数也，数中诸脉，不能兼见）。

数（一息五六至）为在腑，为热（除迟、结、代三脉之外，俱可互见）。

数可牵转为紧（如牵绳转索），主寒邪而痛（亦主表邪）。

数而时止为促（数中时有一止，亦无定数），主邪气内陷。

数见关中为动（形圆如豆，厥厥摇动，见于关部），主阴阳相搏（主气与惊，男亡阳，女血崩）。

诗曰：

数为腑脉热居多（仲景云：数为在腑。《脉经》云：数为热），

一息脉来五六科（谓一息五六至也，至七八至者危）。

紧似转绳寒甫闭，

动如摇豆气违和。

数中时止名为促，

促里阳偏即是魔（阳盛为促）。

除却迟中兼结代，

旁形侧出细婆娑（数，不迟也，迟中诸脉，不能兼见）。

虚（不实也，应指无力，浮、中、沉三候俱有之，前人谓豁然空大，见于浮脉者非）主虚（有素禀不足，因虚而生病者；有邪气不解，因病而致虚者）。

虚而沉小为弱（沉细而软，按之乃得，沉见），主血虚（亦分阴阳胃气）。

虚而浮小为濡（如絮浮水面，浮见），主气虚（亦主外湿）。

虚而模糊为微（不显也，指下不分明，若无若有，浮、中、沉皆是），主阴阳气绝。

虚而势滞为涩（往来干涩，如轻刀刮竹之象），主血虚（亦主死血）。

虚而形小为细（形如蜘蛛丝之细，指下分明），主气冷。

虚而形缩为短（寸不通鱼际，尺不通尺泽），主气损（亦主气郁）。

诗曰：

虚来三候按如绵，
元气难支岂偶然。
弱在沉中阴已竭，
濡居浮分气之慭。
痨成脉隐微难见（指下不分明），
病剧精干涩遂传。
冷气蛛丝成细象（以上皆言脉势，唯细、大、长、短皆指脉形而言。细者，形如蛛丝也；微与细相类，但微对显而言，细对大而言，分别在此），
短为形缩郁堪怜。

实（不虚也，应指有力，浮、中、沉俱有之。《四言脉诀》云：牢甚则实，独附于沉脉者非。大抵指下清楚而和缓，为元气之实；指下逼逼而不清，为邪气之实），主实。

实而流利为滑（往来流利），主血治（亦主痰饮）。

实而迢长为长（上至鱼际，下至尺泽），主气治（亦主阳盛阴虚）。

实而涌沸为洪（应指满溢，如群波涌起之象），主热极，亦主内虚。

实而端直为弦（状如弓弦，按之不移），主肝邪（亦主寒，主痛）。

诗曰：

实来有力象悠悠，

邪正全凭指下求（脉来有力，指下清而不浊，滑长不兼洪弦之象，正气实也；如指下浊而不清，但见洪紧，不见滑长，是邪气实也）。

流利滑呈阴素足，

迢遥长见病当瘳。

洪如涌浪邪传热，

弦以张弓木作仇。

毫发分途须默领，

非人浑不说缘由。

大（即洪脉而兼脉形之阔大也。旧本统于洪脉，今分别之）。

诗曰：

大脉如洪不是洪，

形兼洪阔不雷同。

绝无舞柳随风态，

却似移兵赴敌雄。

新病邪强知正怯，

夙疴外实必中空。

《内经》病进真堪佩，

总为阳明气不充（邪气盛则胃气衰，故脉大而不缓）。

缓（脉来四至，从容不迫），主正复（和缓之缓，主正复；怠缓之缓，主中湿）。

诗曰：

缓脉从容不迫时，

诊来四至却非迟。

胃阳恰似祥光布，

谷气原如甘露滋。

不问阴阳欣得此，

任他久暂总相宜。

若还怠缓须当辨，

湿中脾经步履疲（胃气复则邪气退，故脉缓而不大。缓者，主脉之气象从容不迫而言，非指往来之迟缓也。迟字对数字言，迟则不数，数则不迟也。缓字所包者广，迟中有缓，数中亦有缓，非浅人所可领会。故《内经》与大字对言，不与数字对言，其旨深哉）。

节录　病机赋（修园重订）

赋曰：能穷浮、沉、迟、数、虚、实、大、缓八脉之奥，便知表、里、寒、热、盛、衰、邪、正八要之名（八者，脉之奥也。表者，病不在内也；里者，病不在外也。盛者，本来气血不衰也；衰者，本来气血不盛也。寒者，脏腑积冷也；热者，脏腑积热也。邪者，非脏腑正病也；正者，非外邪所中也）。

八脉为诸脉纲领，八要是众病权衡（量度诸病，由此八要也）。

虚为气血不实，举按无力，若兼弱涩之象（举者，轻手取之于皮肤之上；按者，重手按之于肌肉之内也。无力者，言指下举按应指无力也。弱者，痿而不起也，主气虚。涩者，往来干涩也，主血少。虚脉兼此二象）。

实为气血不虚，举按有力，且该长滑之形（长者，过于本位也，主气有余。滑者，流而不滞也，主血有余。实脉兼此二象。此以虚实二脉探气血盛衰之情也）。

迟寒、数热，纪至数多少（平人脉以四至为准，不及曰迟，一息三至也；太过曰数，一息六至也。《经》云：数则为热，迟则为寒。此以迟数二脉别其寒热也）。

浮表、沉里，在下指重轻（轻手举之于皮肤上即得，重按乃无，如水浮泛者，曰浮。重手按至筋骨而得者，曰沉。《经》云：浮为在表，沉为在里。此以浮沉二脉别其表里也）。

缓则正复，和若春风柳舞；大则病进，势若秋水潮生（缓则胃气复，如春柳之和，故邪退而正复也。病进而危，故脉洪大，如秋涛之汹涌。此以缓大二脉验其邪正也）。

六脉同等者，喜其勿药（六脉者，两手六部之脉也。同等者，脉息调匀，不治自愈。王肯堂误解为大小浮沉迟数同等，不可从也）。

六脉偏盛者，忧其采薪（偏盛者，六部中那一部独异也。又于那一部之中，推其于八脉中，见出那一象也。王肯堂旧解亦误）。

脉有宜忌

凡病内虚者，脉弱为宜，洪大则忌。病外感者，阳脉为宜，阴脉则忌。

有神者吉，和缓者吉，合于时令者吉，与面上五色中见那一色相生者吉，反是者凶。只此数语可遵，其余皆不经之言，不可信也。

妇人脉法

妇人两尺盛于两寸，常也。若肾脉微涩与浮，或肝脉沉急，或尺脉断绝不匀，皆经闭不调之候。

妇人尺脉微迟为居经，月事三月一下，血气不足故也。

妇人三部浮沉正等，无他病而经停者，孕也，尺大而旺亦然。左尺洪大实为男，右尺洪大实为女。旧说以左右尺为断，然《经》云：妇人手少阴脉动甚者，妊子也，今以寸脉动滑为断，左叶熊罴，右应鸾凤之兆。

体弱之妇，尺内按之不绝，便是有子；月断病多，六脉不病，亦为有子。所以然者，体弱而脉难显也。《脉经》曰：三部浮沉正等，按之无绝者，孕娠也。何常拘于洪滑耶？阴搏阳别，谓之有子，言尺内阴脉搏指，与寸口阳脉迥别，其中有阳象也。

妇人不月，脉来滑疾，重手按之散者，胎已三月也。和滑而代者，二月余之胎息也。重手按之，滑疾不散者，五月也。

妇人经断有呕，其脉弦者，后必大下，不成胎也。然有因病脉弦，又当保胎为务，气旺则弦自退矣。

阴虚阳搏谓之崩，言尺内虚大弦数，皆内崩而血下。

妊娠七八月，脉实劳，强大者吉，沉细者难产而死。

女人得革脉，曰半产漏下。得离经之脉，曰产期。离经者，离乎经常之脉也。盖胎动于中，脉乱于外，势之必至也。

新产伤阴，出血不止，尺脉不能上关者死。

妇人脉平而虚者，乳子也。

妇人尺脉弱而涩，小腹冷，恶寒，年少得之为无子，年大得之为绝产。

小儿脉法

小儿五岁以下，血气未盛，经脉未充，无以别其脉象，故以食指络脉之象彰于外者察之。食指第一节寅位，为风关；第二节卯位，为气关；第三节辰位，为命关。以男女左右为则。纹色紫曰热，红曰伤寒，青曰惊风，白曰疳疾，淡黄隐隐为无病，黑色曰危。在风关为轻，气关为重，命关为危。脉纹入掌为内钓，纹弯里为风寒，纹弯外为食积。

及五岁以上，乃以一指取寸关尺之处，常以六至为率，加则为热，减则为寒，皆如诊大人法。

小儿脉乱，身热，汗出，不食，食即吐，多为变蒸。

小儿四末独冷，鼓栗，恶寒，面赤，气粗，涕泪交至，必为痘疹。

半岁以下，于额前眉端发际之间，以名、中、食三指候之，食指近发为上，名指近眉为下，中指为中。三指俱热，外感于风，鼻塞嗽咳；三指俱冷，外感于寒，内伤饮食，发热吐泻；食、中二指热，主上热下冷；名、中二指热，主夹惊；食指热，主食滞。

中　风

猝倒无知，牙关紧闭，痰涎上壅，危在顷刻是也。李东垣主气虚，刘河间主火盛，朱丹溪主湿盛生痰，三子皆言中风之因，如作文之推原法。薛立斋、赵养葵言真水竭、真火虚，肝郁脾伤及诸虚所致，更推广言之，总非正面文字。其曰风者，主外来之邪风而言也；其曰中者，如矢石之中于人也。此时因风治风尚恐不及，其他奚论焉？小续命汤为第一，诸说不足凭也。若谓是气虚、火盛、痰多、水竭、火虚、肝郁、脾伤及诸虚所致，为病日久，即未中风之前，以大剂调养，非一两月不效，岂于中风之际，死生只在顷刻，尚可以一剂回其气虚，平其火势，清其痰源，滋其肾水，温其命火及疏肝健脾，补养诸虚乎？必无是理也。如牛黄、脑麝及市上驰名丸药，人尚知其劫伤元气，不可轻投，而数家之书，言似近理，其实伪君子之为害，更甚于真小人。念祖为活人计，不敢不得罪前人而直辨其非。

脉喜浮大（浮者，邪尚在腑也，大者，风为阳邪，阳症见阳脉也。若浮大鼓指，恐邪盛正衰，元气欲脱），忌沉小（沉者，邪入脏也；小者，正气衰也。若沉小而气度和缓，来去分明，乃是吉兆）。

中经有六经之形证，宜小续命汤。

中脏多滞九窍，故有唇缓、失音、鼻塞、耳聋、目瞀、便秘之症。风自外来，故不外麻桂；手足抽掣，故兼用归芎；二便阻隔，故用滑石、硝、黄，宜防风通圣散。

中腑多着四肢，故有半身不遂，手足不随，左瘫右痪之形。

中血脉，外无六经之形症，内无便溺之阻隔，唯口眼㖞斜，或左或右，偏左宜六君子汤，盖左半虽血为主，非气以统之则不流也；偏右宜四物汤，盖右半虽气为主，非血以丽之则易散也。二汤俱加竹沥、姜汁，以行经络之痰，再加僵蚕、钩藤、天麻、羚羊角，以熄风活络，或加附子以固阴，肉桂以通阳，黄芪以胜风。

中风不语，宜资寿解语汤。

舌强不能言，足废不能行，宜地黄饮子。

中风死证，多是风中带寒，其证口开为心绝，手撒为脾绝，眼合为肝绝，遗尿为肾绝，声如鼾睡为肺绝，汗出如油为元气内绝。发直，目上视，面赤如妆，汗缀如珠，法在不治。用药若迟，数刻即死矣，急用三生饮一两，加人参一两。按：三生饮中，近时附子俱以盐腌过，乌头非四川产者无力，愚用熟附子一两，干姜五钱，炙甘草四钱，一服汗略止，再服眼睛略动，三服加人参三钱，渐有生意，必须半日服三剂。

中风愈后，照刘、朱、李、薛诸法，缓缓调治之。

愚按：开窍以驱风，非是正法。《内经》重在填窍，《金匮》有侯氏黑散、风引汤二方，是补天手段。或猝倒时痰涎如壅，危在顷刻者，《三因》白散极验。详《三字经》方。

附：小续命汤六经加减并针灸法

如中风无汗恶寒，依本方，麻黄、杏仁、防风各加一倍，又宜针至阴（穴在足小趾外侧甲角，针一分）、昆仑（穴在足外踝后踝骨，针透太溪）。

如中风有汗恶风，依本方，桂枝、芍药、杏仁各加一倍，又宜针风府（穴在项后入发一寸，针入三分，禁灸）。

以上二证，皆太阳经中风也。

如中风有汗，身热，不恶寒，依本方，加石膏、知母各二钱，甘草再加一倍，去附子。

如中风有汗，身热，不恶风寒，依本方，加葛根、桂枝，黄芩再加一倍，宜针陷谷（穴在足大趾、次趾外间骨节后陷中，针入五分）。去阳明之贼，兼刺厉兑（穴在足大趾、次趾端，去爪甲如韭叶许），以泻阳明之实也。

以上二证，皆阳明经中风也。

如中风无汗身凉，依本方，附子加一倍，干姜加二倍，甘草加二倍，又宜刺隐白（穴在足大趾内侧，去爪甲角如韭叶），去太阴之贼。此太阴经中风也。

如中风有汗无热，依本方，桂枝、附子、甘草各加一倍，又宜针太溪（穴在足内踝后跟骨上陷中，针透昆仑）。此少阴经中风也。

如中风六经混淆，系之于少阳，或肢节挛痛，或麻木不仁，依本方，加羌活、连翘，又于少阳之经绝骨穴(在足外踝上三寸，灸五壮)，灸以引其热，取厥阴之井大敦穴(在足大趾甲聚毛间)，刺以通其经。此少阳、厥阴经中风也。

新按(受业侄凤腾注：诸书逐而散之，风散即为气散，生而亦死。兹法养以和之，气和即为风和，死可回生，为风证补千古所未及)：

壬戌岁，念祖在保阳供职，制宪熊大人召诊。诊得两手脉厚而长，唯左手兼些弦象，两寸略紧。念祖谓：脉厚，得土之敦气，以厚道载厚福，脉长寿亦长，非谀语也。但弦为风脉，紧为痛脉，紧在两寸，恐上半身有痹痛等症也。大人云：所言俱对，但臂上及手腕痛，或作或愈，约有五年余，指头麻木，十年前颇甚，今略麻而不木矣。念祖曰：风在骨节而作痛，妙在痛处，痛是气血与风邪相拒，非若偏枯之不痛也。书谓中指麻木，三年内必有中风之患，以中指属手心主之经故也，今拇指食指为甚，特肺与大肠之气不调，不甚为害，然必须治之于早也。薛氏云：服风药以预防中风，适以招风取中。念祖师其意而不用其方，拟用黄芪五物汤常服。

黄芪、桂枝尖、生芍药各二钱，生姜四钱，大枣二枚擘，水煎服。

昔人云：人在风中而不见风，犹鱼在水中而不见水。风即气也，人在气交之中，得风以生，即宋儒所谓和风一至，万物皆春是也。因风以害，即释氏所谓业风一吹，金石乌有是也。人身五脏，而肝为风脏，乃生死之门户。无病则风和，而气息、脉息俱和，不见其为风；有病则风疾而气息、脉息亦疾，遂露出风象，甚至目直，手足动摇抽掣，汗出如珠，痰涎如涌等症，大显出风象，治之不及矣。唯指头麻木，时或眩运，时或历节作痛，病未甚而治之于先，则肝得所养，斯不为风病矣。肝属木而主春，阳春有脚，能去而亦能来，别有所以留之道，吾于邵子之诗悟之。《内经》云：神在天为风。又曰：大气举之。《庄子》云：万物以息相吹也。孟夫子谓：塞乎天地之间，佛经以风轮主持天地，异同处实有一贯之道焉。兹方也，认定肝为风脏，取桂枝通肝阳，芍药滋肝阴，阴阳不偏，是为和气，亦即和风也。盈天地间皆风，而皆气，气贵善养。黄芪之补，是养气章勿忘工夫；大枣之缓，是养气章勿助工夫；且倍以生姜之雄烈，所以还其刚大浩然之体段。圣贤之一言一字也，包涵万有，自可以互证而益明。

又拟丸方（时常服食之方，与救病之方不同，故取和平之药，与五谷五菜同功。古云：药以治病，食以养人。此方取义等于食物，即勿药意也）。

熟地黄六两，潜白术六两，米泔浸一宿，去皮切片，饭上蒸晒，怀山药三两，生姜汁拌炒，甘枸杞三两，隔纸烘，川附子二两炒，上肉桂一两，去皮，不见火研，人参二两，饭上蒸软，切片隔纸烘研，鹿茸去毛切片，酥炙，勿伤焦，麦冬二两，绍酒润晒烘，五味子二两，盐水浸，炒珠。

依制研末，炼白蜜丸如桐子大，用朱砂五钱，研末为衣，晾干，每早以米汤送下三钱。忌食萝卜、芸苔、诸血、生蒜。

此方与黄芪五物汤相表里。黄芪五物汤补气以治风，所重在肝。肝为风脏，风者，天地之噫气也。气和即风和，鼓舞动荡，无有不周，即孟子所谓塞乎天地之间是也。此方补肾，亦是养肝，肝属木，为东方之生气。《庄子》云：野马也，尘埃也，生物之息以相吹也。然木生于水，乙癸同源，所重尤在于肾。《内经》云：肾藏志。又云：肾者，作强之官。夫曰作强，则为刚大浩然之根本，即孟子所谓夫志气之帅是也。圣贤言包万有，虽《养气章》主学问而言，而养生之道亦在其中。自汉以后，无一人谈及，鲜不以念祖之论为创，其实有所本而言。方中熟地补先天肾水，白术补后天脾土。然欲补肾，必先聚精，故取枸杞函精气之完足，以佐熟地所不及；欲补脾，必先厚土，故取山药具土气之冲和，以佐白术所不足。而为脾肾之总根者，则在命门。命门之外为两肾，坎外之偶也；两肾之中为命门，坎中之奇也。方中附子入命门血分，肉桂入命门气分，二药温养水脏，为生生之本，即邵康节先生所谓地下有雷声，春光弥宇宙是也。又合生脉散之酸甘化阴，俾辛热之阳药不僭，再加鹿茸，为血气所长，较无情之草木倍灵。外以朱砂为衣者，取其色赤入心。《内经》云：心藏神，肾藏志。朱子《论语》注云：心之所之谓之志是也。各家之说不足凭，而《内经》三坟之一，证之圣经贤训，字字相符，医与儒原非二道也。

痨　证

前人分别名色最多，其实铺张语，临证之际，反启人多岐之惑。大抵外感内伤，七情过用，皆能致之。其症倦怠少食，或常畏寒，或常发热，或寒热往来，气色日见憔悴，肌肉日见消瘦，即将入痨证之门。若咳嗽不已，吐血时止时来，是既成痨证，法在不治。二症另立一门，宜参看。

凡脉，极大、极小、极虚，皆痨也。但渐缓，则渐渐有生意；若渐数，则渐入死门；若数而兼紧弦，十不救一；左右关俱弦，死期不远。

昔人谓此证服寒凉之药必死，愚以为不尽然，火盛抽薪，正不可无权宜之计，火平即舍去，亦何害哉！且寒凉之药不可久服，人人俱知也。唯滋阴降火及不凉不温之品，最足误人。余每遇痨病之家，未诊时，见其案上有《薛氏医案》、《景岳全书》、《医方集解》、《本草备要》等书，曰以麦门冬代茶，则不复与诊，知其中于药魔，定其必死也。余素不喜寒凉，姑以寒凉方之不可弃者首列之。

肺痿声嘶，喉痹，咳血，烦躁，宜滋肾丸，小便癃闭者亦宜之。

血热妄行，脉洪大，身壮热，或吐血，或衄血，宜四生丸。

吐血，便血，妇人血崩，血淋，及伤寒斑黄未已而吐血者，宜犀角地黄汤。

骨蒸发热，日静夜剧，及妇人热入血室，胎前发热者，宜地骨皮散。

午后发热，盗汗不止者，宜当归六黄汤。

吐血、衄血，盈盆盈斗者，忌骤用苦寒及辛温之药，急用后方，服后熟睡，勿触其醒，则血可重生，一夜复元，宜独参汤。

胃中湿热，身黄溺赤，口疮，牙床糜烂，吐血，衄血，宜甘露饮。

感寒燥之气，咳嗽不已，宜泻白散。

感秋燥之气，洒淅恶寒，寒已发热，渐至咳嗽，误以参术补之，致肺中之热无处可宣，急奔大肠，食入则不待运化而出，食不入而肠中之垢亦随气奔出，泻痢不休，宜以润肺之药，兼润其肠，则源流俱清，寒热、咳嗽、泄利一剂俱止，此喻嘉言得意之法也，宜泻白散去粳米，加黄芩、阿胶、杏仁。

梦遗失精，及梦与鬼交，宜封髓丹。午后发热，腰痛足酸，服六味丸不效者，宜大补阴丸。

痰气上逆，烦热呕吐，若惊悸不眠，宜温胆汤加真阿胶、枣仁。

诸气膹郁之属于肺者，属于肺之燥也；诸痿喘呕之属于上者，亦属于肺之燥也，宜清燥救肺汤。

以上诸方，虽曰寒凉，却能培养生气，为痨门不可少之方；亦是权宜暂用，为痨门不可恃之方。

痨字从火，未有痨证而不发热者。世医以苦寒为戒，谓滋阴一法最为妥当，而不知此症多是阴盛为病，滋阴是益其病也。人皆曰阴虚则火动。吾独曰阴盛则火动。何以言之，心肺在上，阳之位也，胸中之阳宣布，如日月一出，爝火无光，何有发热之病？唯下焦之阴气一盛，上干阳位，足太阴脾之湿气动，而为水饮，干于手太阴肺，则咳嗽不已；足少阴肾之寒气动，而为阴血，干于手少阴心，则吐血不休。虚痨以此二症为提纲，非阴盛所致而何？且心肺之位，如太空也，下焦之阴气上冲，阴霾密布，白昼亦如长夜，不独灯烛之火有光，即腐草萤虫俱能生光，岂非阴盛火动之一证乎？况人身中有龙雷之火，非诸经之火可比，然必阴云四合，而龙雷方得遂其奔腾之势，而烈日当空，雷龙潜伏矣。以下诸方，皆退热之良法，学者须当细玩。

一仲景法，以小建中汤为主，方中桂枝、生姜宣胸中之阳，即所以除阴火也。后人识见不及古人，虑姜桂之热，只用温补之品。东垣云：参、芪、甘草为泻火之良药。又云：甘温除大热。视古方虽低一格，犹有先民之矩矱。

宣肺阳则天气清明，地气不能蒸湿而为云，而龙雷之火不作，为退热一大法。计八方：保元汤、补中益气汤、当归补血汤、四君子汤、六君子汤、五味异功散、香砂六君子汤、归脾汤。以上八方，皆手足太阴之药，补虚退热，进食除痰，止血极验。唯咳嗽一症，多由饮邪，方中人参，其味甘苦属阴，其质柔润多液助湿，非饮症所宜，故仲景于咳嗽症去人参，加干姜、五味，或再加细辛，三味为主，寒热燥湿之药随宜加入，其法最妙，不可不知。如肺燥、肺热，人参又为要药。

宣心阳则离光普照，爝火无光，又为退热一大法。计十方：附子理中汤、近效术附汤、人参养荣汤、圣愈汤、正元丹、二加龙骨汤、黑锡丹、术附汤、芪附汤、参附汤。以上十方，皆手足少阴之药，治验同前，更有益精气、扶元气、补火以攻水之妙。但吐血证以理中汤照古法等分煎服神妙，或照《仁斋直指》加木香、当归亦妙。所以妙者，血得暖则循行经络，干姜与甘草并用之功也。或用炙草四钱、干姜炮黑二钱、五味子二钱煎服，亦妙。

引火归原用八味丸，自薛立斋、张景岳以后，皆奉为枕中之秘，其实治标之法，不可常服。余每见久服滋阴之剂，发热日甚，后医翻前医之案，谓热药固不可用，而以地黄滋阴之品，倍用以制其毒，则能引火归原，其热气退，投以八味地黄汤等，初服一二剂如神，再服一二剂，不甚见效，再服三四剂，虚证大作，其热如焚。病家或疑桂附之误而更医，或信任不疑而归咎于附子之制法不佳，与肉桂之产非道地，视二药如酖，遂以滋阴者枉其归阴。所以然之故，千古无一人悟及，余请一一明之。盖阴气居于阳位，邪火因而窃动，忽得桂附扶胸中之阳，则邪火自然退听而不敢动，故初服而效；至三四服而不效者，习以为常也；至五六服而发热更甚者，桂附阳药之少，不敌地黄一派阴药之多也。或曰：数方中阴药数倍于阳药，阳药固掣肘而不尽其量，宜其不效，何以前效而后不效欤？余曰：此问正不可少，个中机关必须识破，然后可以得病情。凡阴药性柔而行缓，缓则相续而不绝；阳药性刚而行急，急则迅发而无余也。胃如分金之炉，一柔缓而逡巡不进，一刚急而捷足先登，入咽之后，但见桂附之扶阳，若忘地黄之滋阴，故初服而效；至于再服，桂附虽烈，无如前日之地黄等缓药行未了，又得新入之地黄以助之，势可相敌，故三四服不甚见效；乃服至五六剂而大发者奈何？盖以每日所服之桂附，如火一发而无余，而同剂中之地黄等药，如水之渐注不骤，日积日多，些少之桂附安能与之为敌？宜其服之增热也。天地间两可之见，最为误事，不可不知。

八味地黄汤、全真一气汤、十味地黄丸。

痨证愈后，不可无调养之法，丸剂优于汤药，宜六味地黄丸、天王补心丹、龟鹿二仙膏、还少丹、全鹿丸、八味地黄丸、加味虎潜丸。

附录《慎柔五书》

凡久病服寒凉，克伐过多，以至三阳气衰，痰凝气滞，以调元之剂治之，阳气一动，则少阳先升，少阳欲先出，前有太阳，后有阳明，遏截不能伸，少阳之气至太阳，太阳与之并则寒，与阳明并则热，遂成寒热疟状，非真疟也。其太阳气达，遂有伤风之状，鼻塞恶风寒之症见矣；阳明气达，则有作泻之症，此时正当调脾补元，分头施治，则旧病尽脱矣。

损病六脉俱数，声哑，口中生疮，昼夜发热无间。《经》云：数则脾气虚，此真阴虚也。用四君加黄芪、山药、莲肉、白芍、五味子、麦冬，煎去头煎不用，只服第二三煎，此为养脾阴秘法也。服十余日，发热渐退，口疮渐好，方用丸剂，如参苓白术散。亦去头煎，晒干为末，陈米锅焦打糊为丸，如绿豆大，每日服三钱，或上午一钱，百沸汤下。盖煎去头煎则燥气尽，遂成甘淡之味，淡养胃气，微甘养脾阴，师师相授之语，毋轻忽焉！

愚按：煎去头煎不用，黄履素（讳承昊）《折肱漫录》亦云神妙秘法。

又按：以淡补脾之说，余一时亦不能会悟。后得徐灵胎书，谓五味各有所属，味甘属土，然土实无味也。故《洪范》论五行之味，润下作咸，炎上作苦，曲直作酸，从革作辛，皆即其物言之，惟于土则曰：稼穑作甘，不指土而指土之所生者，可知土本无味也。无味即为淡，淡者，五味之所从出，即土之正味也。故味之淡者，皆属于土，如茯苓、山药、石斛之类是也。五脏皆受气于脾，故脾为五脏之本；五味皆托始于淡，故淡为五味之本。慎柔、黄履素煎去头煎，取无味之味以补脾，诚秘法也。

卷二

肿

肿者，皮肤肿大也；胀者，心腹胀满也；臌者，心腹痞满，而四肢瘦小，昔人谓之蛊胀；或心腹胀满，外实中空，其象如鼓，昔人谓之臌胀。兹分为三门。

肿证从来有气肿、水肿之辨。《内经》以按之窅而不起者为气，即起者为水，后医多反其说。然气滞水亦滞，水行气亦行，正不必分，总以不起为肿甚，即起为肿轻，肾囊及茎中肿大多死。

脉本沉，若浮而弦，宜发汗；若浮而鼓指有力，宜越脾汤；若浮在皮外，多死；若沉而紧，宜麻黄、细辛、附子之类；若沉而缓，易愈；若沉而微细，宜温补。

初起面上微肿，两目下如卧蚕，更肿些，一身觉重滞，微喘，小便不利，即肿症之渐，宜香苏饮加杏仁、防风各三钱。

如皮肤肿大，气喘，小便不利，宜五皮饮。上肿宜发汗，加苏叶、防风、杏仁各三钱；下肿宜利水，加猪苓、防已各二钱，木通一钱；小水多为阴水，加附子、干姜各二钱，白术三钱，川椒、木香各一钱；小便不利为阳水，加防已、猪苓、知母各二钱。凡脉虚人羸，宜加白术、人参、肉桂、附子；脉实人健，加莱菔子、枳壳各二钱；凡畏风之甚，宜加生黄芪三四钱，或再加附子二钱。

如小便点滴俱无，气喘，口不渴，宜滋肾丸。

如前药不效，宜用济生肾气丸，药料作汤服，或前症愈后，亦以此丸服一月收功。

如服利水之药而小便愈少者，补中益气汤，首煎照常服，二煎服后，以手指探吐。

愚按：水肿病浅者，照上法治之愈矣；深者，必遵《金匮》五水而治之。余著有《金匮浅注》，颇有发明。风水由于外邪，法宜发汗。皮水者，外邪已去经而入皮，故不恶风；病在皮间，故内不胀而外如鼓，皮病不涉于内，故口不渴。然水在于皮，亦必从汗以泄之也。石水病在脐下，阴邪多沉于下，法用麻黄附子甘草汤，重在附子以破阴也。黄汗者，外邪伤心，郁热成黄，胸满，四肢头面俱肿，病在于上，法用桂枝汤加黄芪，啜热粥以取微汗，重在桂枝以化气，尤赖啜粥取汗，以发内外交郁之邪也。唯正水一证，正《内经》所谓“三阴结谓之水”，症结则脉沉，水属阴则脉迟，三阴结则下焦阴气不复与胸中之阳相调，水气格阳则为喘，其目窠如蚕，一身尽肿。可知《金匮》之论甚精，徐忠可之注甚妙，试节录之。《金匮》云：寸口脉浮而迟，浮脉则热，迟脉则潜，热潜相搏，名曰沉；趺阳脉浮而数，浮脉即热，数脉即止，热止相搏，名曰伏。沉伏相搏，名曰水。沉则脉络虚，伏则小便难，虚难相搏，水走皮肤，即为水矣。徐忠可注云：此段论正水之由也，谓人身中健运不息，所以成云行雨施之用，故人之汗，以天地之雨名之；人之气，以天地之疾风名之。寸口脉主上，犹之天道必下济而光明，故曰阴生于阳；趺阳脉主下，犹之地轴必上出而旋运，故曰卫气起于下焦。今寸口脉浮而迟，浮主热，乃又见迟，迟者，元气潜于下也。既见热脉，又见止脉，是客气为热，而真气为止，故曰热止相搏，名曰伏，言其宣上出之卫气，伏而不能升也。从上而下者，不返而终沉；从下而上者，停止而久伏，则旋运之气几乎熄矣。熄则阴水乘之，故曰沉伏相搏名曰水，见非止客水也。又恐人之不明乎沉伏之义，故又曰：络脉者，阴精阳气所往来也，寸口阳气沉而在下，则络脉虚。小便者，水道之所从出也，趺阳真气止而在下，气有余即是火，火热甚则小便难。于是上不能运其水，下不能出其水，又焉能禁水之胡行乱走耶？故曰虚难相搏，水走皮肤，即为水矣。水者，即身中之阴气，合水饮而横溢也。沉伏二义，俱于浮脉见之，非真明天地升降阴阳之道者，其能道只字耶？此仲景所以为万世师也。徐忠可此注，妙不可言，独惜仲景不立方，忠可又不补出应用何方，致世之患此者，或死于庸医之舟车丸、神佑丸、疏凿饮子等方，或死于明医之实脾饮、济生肾气丸、补中益气汤、导水茯苓汤等方，以挺与刃，余又不忍坐视而不救，故拟方于后：

消水圣愈汤

治水第一方，然必两手脉浮而迟，足趺阳脉浮而数，诊法丝毫不错，一服即验，五服痊愈，否则不可轻用此秘方也。大道无私，方不宜秘。然黄帝有兰台之藏，长桑有无泄之戒者，一恐轻试之误，一恐泄天地之机也，余出此方，以俟一隅之反，非谓一方可以统治斯病也。

天雄一钱制、牡桂二钱去皮、细辛一钱、麻黄一钱五分、甘草一钱炙、生姜二钱、大枣二枚、知母二钱去皮。

水二杯半，先煎麻黄，吹去沫，次入诸药，煮八分服，日夜作三服，当汗出如虫行皮中即愈。水盛者，加防己二钱。

天雄补上焦之阳，而下行入肾，犹天造下济而光明，而又恐下济之气潜而不返，故取细辛之一茎直上者以举之。牡桂暖下焦之水，而上通于心，犹地轴之上出而旋运，而又恐其上出之气出而不上，故取麻黄之走而不守者以鼓之。人身小天地，惟健运不息，所以有云行雨施之用，若潜而不返，则气不外濡而络脉虚，故用姜、枣、甘草化气生液，以补络脉。若止而不上，则气聚为火而小便难，故以知母滋阴化阳，以通小便。且知母治肿，出自《神农本草经》，而《金匮》治历节风脚肿如脱，与麻黄、附子并用，可以此例而明也。此方即仲景桂甘姜枣麻辛附子汤加知母一味，主治迥殊，可知经方之变化如龙也。

野老某，年八旬有奇，传予奇方，用生金樱根，去粗皮，一两半，吴风草三钱，香菌极小团者七枚，水煎服，一服小便即通而肿愈。余细绎此方极妙，麻黄大发汗，而根又能止汗；橘肉生痰壅气，而皮又能化痰顺气；蚕因风而致僵，反能驱风如神，此大开大阖之道，金樱子之大涩小便，即可悟其根之大通小便矣；吴风草原名鹿衔草，能除湿热，故《素问》与泽泻、白术同用，以治酒风。更妙是小香菌一味，此物本湿热所化，用之于除湿祛热队中，同气相感，引药力至于病所，而诸药之性一发，则湿热无余地以自藏，俱从小便而下矣。此必异人所授遗下，所谓礼失而求诸野也。惜余未试。

胀（此证与肿证相因者，宜以治肿之法治之。或内胀而外不肿者，治法稍异）

心腹胀满甚者，宜平胃散为主。气郁加麦芽、香附各二钱；伤食者加莱菔子、山楂、干姜；伤酒加干葛三钱，砂仁一钱；痰多加茯苓三四钱；多呕加半夏、生姜各三钱；胸中脉不横通而胀，加木通、茜草、麦冬、栝蒌、贝母；浊气在上加柴胡、半夏、桔梗；心下痞满加黄连、黄芩各一钱，干姜八分；腹痛加生白芍三钱；腹痛因大便不通者，再加大黄二钱；小便不通合五苓散；若贴脐左右上下胀者，胀必兼痛，为冲脉逆而不舒，去苍术，加红花、归、芍、柴、桂治之；若季胁两旁兼小腹胀痛者，乃厥阴内不交于少阴，外不合于少阳，加柴胡、人参、半夏、桂枝、当归治之。

腹胀喜按者，宜后四方：附子理中汤（虚寒）、补中益气汤（脾土失职，地气不升）、六君子汤加干姜（脾虚痰多腹胀）、香砂六君子汤。

愚按：以上诸法，治而不应者，必以膀胱为主。喻嘉言云：人身胸中空旷如太虚，地气上而为云，必天气降而为雨，地气始收藏不动。诚会上焦如雾、中焦如沤、下焦如渎之意，则云行雨施，而后沟渎皆盈，水道通决，乾坤有一番新景象。此义首重膀胱一经。《经》云：膀胱者，州都之官，津液藏焉，气化则能出矣。如人之饮酒无算而不醉者，皆膀胱之气化而出也。膻中位于膈内，膀胱位于腹中，膀胱之气化，则空洞善容，而膻中之气得以下运。若膀胱不化，则腹已先胀，膻中之气安能下达耶？然欲膀胱之气化，其权在于保肾，肾以膀胱为腑者也。肾气动，必先注于膀胱，屡动不已，膀胱胀满，势必连于胸膈，其窒塞之状，不可名言。肾气不动，则收藏愈固，膀胱得以清净无为，而膻中之气注之不盈矣。膻中之气下走既捷，则不为牵引所乱，而胸中旷若太空矣。此论可为胸腹满及痰饮证之金针。

臌　证

臌证多是气虚中满，误服枳朴宽胀之药所致，属实者少，属虚者多。

臌证属实者，其来必暴。有气、血、食饮、寒、热、虫之别，辨症详于心腹九种之中。唯饮、气、两胁痛，有水气，或呕清水，宜后三方，酌其虚实，加减用之。备急丸、五积散、平胃散，加减照前。血臌加川芎、桃仁；虫臌去甘草，加黄连、榧子、干姜，或另服乌梅丸四十九日。

臌病属虚者，其来必渐。若气喘、水气盛者，宜黑锡丹。若腹大如箕，四肢消瘦，初因吐酸而起，后吞吐皆酸，宜附子理中丸加黄连。若单腹胀，初服劫夺之药少效，久用增胀，硬如铁石。昧者见之，方谓何物邪气若此之盛；自明者观之，不过为猛药所攻。即以此身之元气转与此身为难，如驱良民为寇之比。喻嘉言治有三法：一曰培养，宜术附汤加干姜、陈皮；一曰招纳，宜补中益气汤加半夏；一曰攻散，宜桂甘姜枣麻辛附子汤、《金匮》枳术汤。三法分用互用，可以救十中之三四。

外有血臌证，医书俱云是妇人之病，唯喻嘉言谓男子恒有之。面色痿黄，有蟹爪纹络，脉虽虚极，而步履如故，多怒善忘，口燥便秘，胸紧，胁胀，腹疼，迨胀之既成，腹大如箕，遂不可救。东南最多，所以然者，东南擅鱼盐之饶，鱼者，甘美之味，多食令人热中；盐者，咸苦之味，其性偏于走血。血为阴象，初与热合，不觉其病，日久月增，中焦冲和之气亦渐为热矣。气热则结，而血不流矣。于是气居血中，血裹气外，一似妇人受孕者然，至弥月时，腹如抱瓮矣。推而言之，凡五方之膏粱厚味、椒姜桂糈，成热中者，皆其类也。治之之法，以六君子汤料加干姜、川芎、防己为末，以陈米、荷叶煎汤泛丸，每服三钱，日两服，夜一服，一月渐愈，此执中央以运四旁法也。

肿胀症，以疏凿饮子、舟车丸为禁剂，济生肾气丸胀症亦须慎用。

噎膈、反胃

食不得入，昔医名噎。食虽入咽，及带痰涎吐出为膈。朝食暮吐，暮食朝吐，名翻胃。

丹溪主血液俱耗，噎为上槁，膈为下槁，以四物汤加甘蔗汁、芦根汁、牛乳之类为主。薛立斋谓怫郁伤脾，以逍遥散、左金丸、归脾汤、六君子汤之类，与六、八味丸间服。赵养葵充其说，而归于治肾，以《内经》谓肾乃胃之关，关门不利，升降息矣。关即气交之中，天之枢也，故肾旺则胃阴充，胃阴充则能食，以大剂六味汤、八味汤为主。时贤高鼓峰、杨乘六宗其法而变通之，专取阳明，以六味汤去丹、泽、茯苓，加甘草、枸杞、生地、当归，总使一派甘润之药以养胃阴，胃阴上济，则贲门宽展而饮食进；胃阴下达，则幽门、阑门滋润而二便通，十余剂可愈。《人镜经》主《内经》三阳结谓之膈一语，大变其法。以膈食之人，五七日不大便，陈物不去则新物不纳，以三一承气汤节次下之，后用芝麻饮啜之则愈。此数法皆从《金匮》大半夏汤中甘润蜜水得来，而却遗去仲景以半夏为主而降冲脉之逆，人参为辅而生既亡之液之义。学者必于此而得其悟机，而又审其寒热虚实而施治，则于噎膈之道，思过半矣。

至于食入反出，是中焦土寒，下焦火虚，以附子理中汤、香砂六君子汤加干姜、八味地黄丸，间服多效。

若食不得入，必以黄连黄芩人参干姜汤为主，泻心汤亦妙。

瘀血在膈，饮热汤及食椒姜而呃者，宜加桃仁、红花之类。

吴茱萸汤，不论噎膈、反胃皆可用，唯以呕而胸满为的证，干呕、吐涎沫、头痛亦为的证。

脉浮缓而滑，沉缓而长，皆可治；弦涩短小，为难医。

治噎膈奇方

牛犬二灰散：不拘黄牛、水牛，但遇有狗放屎于牛屎上，连二屎共取和匀，候干封固。每用煅灰存性三钱，以好苦酒调服后，用真云南棋子一枚，男以白的，女以黑的，捣研极细，仍用苦酒炖浓服之。

甘蔗饮：取甘蔗去皮切钱，瓷碗乘白米些少，以水润透米，将蔗钱放米内，仍用瓷碗盖定，慢火蒸熟成饭。先取蔗钱与本人，徐徐嘴咽蔗汁，漫开喉咙，即食此饭，为开膈之第一方，即审证议药。二灰散不易得，先用此法，即以黑白棋子继之，再审证用药，以收全功。

膈证汤饮不入口，针合谷穴，亦可开通。

治翻胃奇方

《斗门方》用附子一个最大者（按：近日附子宜以开水俟温和，入附子，泡去盐，一日二换汤，泡三日取晒），坐于砖上，四面着火，渐逼碎，入生姜自然汁中；又依前火逼干，复淬之，约生姜汁尽半碗许，捣罗为末，用粟米饮下一钱，不过三服瘥。

噎膈、反胃续论

膈噎证，古今方法最繁，遵之亦不甚验。以上论治，未免太简，恐初学人领悟不来，正欲续论以畅其旨，适友人自安徽来，遗余以张心在《附经》一书，检阅之下，深喜其读书有得，可与共学适道也。虽识荆侯诸异日，而数千里神交，不啻同堂时晤对，请即以《附经》之原文，演为问答，未知心在以为然否。

问曰：噎膈初起，有食入打呛而因不能下咽者，肺气上逆，会厌不及蔽，而气喉为之病，当用何药？余曰：治以枇杷叶、百合、天门冬、半夏、阿胶、甘草，令治节行，则逆者顺矣。然必佐以干姜之开，五味子之阖，细辛之拨动神机，令咽喉二窍得顺其出入之常，遂无呛逆之患，非熟于仲景书者不悟也。

问曰：有食下如刀劈草勒，胸痛畏食者，胃之上口内肿，而食管为之不利，当用何药？余曰：金银花煮膏，以米饮调下常服。或白水牛喉焙干研末，佐之以金银花，能止痛消肿，且味甘而质润，可滋胃脘之阴；性寒而气香，又除郁热之闭也。

问曰：每食必以饮送下者，胃中之气不上吸，故食不能自下，若非饮送，即见阻滞者，应用何药？余曰：胃气不能上吸，非人参之助胃不可，得食阻滞，非甘澜水和白蜜之润下不可。且其阻滞者，冲脉之为病，非半夏不能降冲脉之逆，仲景大半夏汤甚妙。

问曰：有将食时必饮酒而后能食者，胃气郁塞不开，得酒之慓悍而始通，应用何药？余曰：宜平胃散料加香附、麦芽、半夏、干姜、白豆蔻、沙参、川芎，入羊肚内，蒸熟晒干，又易羊肚，如前法三次，去羊肚为末，以陈米汤送下三钱，日二服。以辛药开结，以香药醒脾，而制法之妙，化其霸气，方不伤其阴气。经云：阴者，中之守也。此方颇为合度。

问曰：有肝逆胆横，小络相厄，两胁时痛，食入不犯肝胆之络则下，犯其小络，则土受木制，不能纳谷，而因吐者，病由木郁，而土因之亦郁，应用何药？余曰：宜用小柴胡汤，遵原定分数，折为小剂，柴胡四钱，半夏汤洗七次，不可用矾煮，黄芩、人参、炙甘草、生姜各一钱五分，大枣一个，水煎，加紫苏旁小梗整用、生竹茹各二钱，橘皮内筋膜、当归须各一钱，补虚清火，解郁通络，配合得法，则各药相得而益彰，自不同他方之泛泛也。

问曰：有胃火自盛，食入则吐逆不已者，应用何药？余曰：食物不得入咽，是火阻于上，宜用黄连、黄芩之大寒以泻之，大苦以降之，更用人参以助胃，俾胃喜于纳食，而急迎之入内。然必用干姜，大辛大热，冲开其关，方无拒格之患，四味等分煎服，仲景得意之方也。如食既入咽，随即吐出，是胃素有热，一得食物，为两热相冲，不能停留而即出，宜大黄四钱，甘草二钱，为釜下抽薪之法。此与黄连黄芩干姜人参汤均是苦寒之剂，而毫厘有千里之差，况寒热之相反乎！

问曰，有朝食暮吐，完谷不化，必倾囊倒箧，尽净无存而后快者，则食久反出，无火之谓也，应用何药？余曰：此症用温补法，人人共知，每服之而不效者有故，当辨其为中焦无火与下焦无火。中焦无火有二：在阳明则胸满，宜吴茱萸汤；在太阴则腹满，宜理中丸。又恐此丸之过甘，则甘草不妨减半，恐其功之过缓，不妨加入荜茇、附子、吴茱萸、半夏、茯苓之类，勿泥定成法也。下焦无火亦有二，在厥阴则吐食而兼酸腐，亦宜吴萸汤，又以川椒、干姜、肉桂、吴茱萸、附子、当归、川楝子、人参、沙参研末，枣汤泛丸，米饮送下三钱，一日二服；在少阴则吐食而兼水液，宜真武汤倍生姜，或以《斗门方》峻补之，愈后宜肾气丸，倍桂附以收功。

又问：以上诸症，未至于槁，皆足以至槁，至口吐白沫，便如羊屎，津液枯竭，营卫不行，五脏不通，则食全不入，而病不可为矣，未知先生尚有法可以救之否？余曰：津液即是真水，水由气化，亦由火致。推其所以枯竭之故，非气虚不能化之，即火虚不能致之也。今人不明其理，以滋润甘凉为生津养液，实所以涸津液之源而速其死。仲景云：干呕吐涎沫，吴茱萸汤主之。虽非为噎膈证立论，而圣言无所不包。少阳证火逆于上，其呕有声而不吐谷，名为干呕；若不吐谷而但吐涎沫，名为干呕吐涎沫。此症食全不入，无谷可吐，亦是干呕例。津液生于谷气，绝食则津液已枯，又吐出涎沫，则津液遂竭尽无余，所以不能下滋肠胃，粪如羊屎。唯吴茱萸一汤，大辛以开其格，大苦以镇其逆，大甘以培其中，且辛从甘以化阳，苦从甘以化阴，阴阳合而时雨降，顷刻间有万里沃泽之景象矣。况又佐以人参之大生津液，并以驯诸药之性，宜其为起死之灵丹也。至于停痰瘀血，阻塞胃口，致食入之路滞碍者，为有余之症，诸家之说，不无可采，毋庸修园之再赘也。

经又有上气下虫之症，治以骡马尿而未愈者，似可以乌梅丸继之。言不尽意，亦视乎人之善悟而已。

痰　饮

水气上逆，得阳煎熬，则稠而成痰；得阴凝聚，则稀而为饮。皆以脾肾二经为主，以水归于肾，而受制于脾也。

《金匮》以痰饮、悬饮、溢饮、支饮分四饮，后人加留饮为五饮。不知留饮即痰饮也。唐宋以后，名色愈多，而治法愈乱，兹举数方，为扼要之法。

凡痰脉多应于滑，脉沉而弦者，主悬饮内痛。

痰饮诸方，以二陈汤为通剂，兹加减法，仿《金匮》之意，故取效倍于诸家。久嗽气短，加桂枝一钱五分、白术二钱，此从水道以化气也，或与肾气丸互服；停饮胁痛，加白芥子一钱五分、前胡二钱；四肢肿，身体疼重，加生黄芪三钱、防己二钱；咳逆倚息，气短不得卧，加木防己三钱，桂枝、人参各一钱五分，水煎好，入芒硝八分服；心下有支饮，其人苦眩冒，加泽泻四钱、白术二钱；咳嗽不已，加干姜、细辛、五味子，以上俱仿《金匮》意加减。火痰加海粉、栝蒌仁、黄芩、海石；寒痰加干姜、附子；风痰加制南星、天麻、竹沥、姜汁；燥痰加天冬、玉竹、瓜蒌仁；湿痰加白术、苍术；郁痰加川芎、贝母、香附、连翘；虚痰加人参、白术；实痰加旋覆花、枳实；食痰加莱菔子。

实热老痰，变出怪症，不可名状，宜礞石滚痰丸。

中脘留伏痰饮，臂痛难举，手足不得转动，宜指迷茯苓丸。

按：痰饮之病最多，胸胁疼、呕逆、神识不清及手足臂痛皆是，大抵痰为阳邪，随气所到，其症变幻无常，凡苦、辛、酸、咸及竹沥、姜汁、童便、皂角、芒硝之类，随症可加入。亦有虚者，宜六君子汤、桂苓甘术汤、肾气丸、真武汤、小半夏倍加茯苓汤等，以扶元气。饮为阴邪，唯停于心下、胁下，为胀、为咳、为悸、为眩冒，及溢于皮肤而为肿，必以桂、苓、术、附加生姜汁之类，使离照当空，而群阴方能退避。若以地黄、麦冬、五味附和其阴，则阴霾冲逆肆空，饮邪滔天莫救矣。

咳　嗽

咳嗽证，方书最繁，反启人多疑之惑，其实不若虚实二证。实者，外感风寒而发；虚者，内伤精气而生也。总不离乎水饮。《金匮》以小青龙汤加减五方，大有意义。小柴胡汤自注云：咳嗽去人参，加干姜、五味子，人多顺口读过，余于此悟透全书之旨，而得治咳嗽之秘钥，因集隘未详，大为恨事。向著《金匮浅注》等十种，言之不厌于复，业斯道者，请鉴予之苦心焉！

实证方

外感风寒，内挟水饮，必咳嗽不已，兼见头痛、发热、恶寒等症。若外感重者，宜香苏饮加杏仁、防风各二钱，半夏、干姜各一钱五分，五味子捣扁、细辛各八分，水煎服，温覆取微汗。外感轻者，宜二陈汤加细辛、干姜、五味子、杏仁、前胡。若二症面目浮肿，俱加桑白皮三钱，葶苈子八分，微炒，研末调服。

外感风寒，咳嗽颇久，每呛，两胁牵痛，发热者，或寒热往来者，宜逍遥散倍柴胡，加半夏、干姜各一钱半，五味子一钱。

夏月伤暑，咳嗽，自汗，口渴，小便赤短，宜六一散：滑石六钱，甘草一钱，干姜、细辛、五味子各一钱，水煎服。

秋间伤秋金燥气，皮毛洒淅恶寒，寒已发热，渐生咳嗽，咳嗽不已，渐至泻利，宜泻白散，二剂合为一剂，去粳米，加黄芩、阿胶各一钱五分，干姜一钱，五味子、细辛各五分，水煎服。此方加减，庸医必骇其杂，能读孙真人书者，方知从五味子汤、麦门冬汤二方得来也。

以上咳嗽，治之失法，多至吐血痨伤。

虚证方

痨伤之人，土气日虚，不能生金，每至咳嗽，惟补其中土，则百病俱愈。宜六君子汤加干姜一钱五分，五味子、细辛各八分，水煎服。方中虽有人参，久咳肺燥之人不忌也。

久嗽不已，时见喘促者，是肺肾俱虚，天水不交之症，宜附子理中汤加茯苓四钱，细辛、五味子各八分，阿胶、天门冬各三钱。

咳嗽虽为肺病，其标在肺，其本在肾。肾具水火，水虚者滋之，宜猪苓汤，服四五剂后，即服六味地黄丸加蛤蚧、麦冬、五味；火虚者温之，宜真武汤，去生姜，加干姜、细辛、五味子，四五剂后，即服桂附地黄丸。数方俱以利水为主，若读张景岳书辈，必谓补肾不可利水。《求正录》中有实漏卮之喻，而不知咳嗽必挟饮邪，标在肺而本在肾，天不连地而连水也，今于水道一利，则上焦之水饮亦必下行，源流俱清，咳嗽自愈。《经》云：上焦如雾，中焦如沤，下焦如渎，但得三焦气化，水道通决，则云行雨施，乾坤有一番新景象矣。

《经》云：肺恶寒。又云：形寒饮冷则伤肺。仲景不用人参，以参之性微寒也，然此为新病而言，若久嗽之人，肺必干燥，且以多咳而牵引诸火而刑金，人参又为要药。如病在金脏者，宜清燥救肺汤；如病在水脏者，宜琼玉膏。

实证不可妄用虚证诸方，恐留邪为患也。而虚证定不可废实证诸方，以咳嗽必有所以致之者，溯其得病之由而治之，即治本之法也。

喘促

喘者，气上冲而不得倚息也，有内、外、实、虚四证，宜与痰饮、咳嗽参看，外则不离乎风寒，内则不离乎水饮，实则为肺胀，虚则为肾虚，宜分别治之。

脉宜浮滑，忌短涩。

外感风寒及伤暑、伤湿方治，详于咳嗽门，不赘。

水饮之病，小青龙汤为第一方。若支饮内痛者，亦可暂用十枣汤；如因支饮满而气闭，气闭则呼吸不能自如，宜用葶苈大枣泻肺汤，今人畏不敢用，多致因循误事。

咳而上气为肺胀，其人喘，目如脱，脉浮大者，用麻黄三钱，生石膏四钱，半夏二钱，甘草一钱，生姜一钱五分，大枣二枚，水二杯半，先煮麻黄去沫，入诸药，煮八分服，日二服，即愈，名越脾加半夏汤。

肾虚气喘，方治详于咳嗽门，不赘。

黑锡丹为气喘必用之药，宜预制之以备急。

喘证起于七情气逆者，宜四磨饮；起于痰喘胀满者，宜苏子降气汤，二方为喘证之良方。

《圣济总录》云：枸杞汤治气短，方用枸杞四钱，姜枣水煎服。又云：紫苏汤治卒气短，方用紫苏四钱，陈皮一钱，枣二枚，水酒各半煎服。按：二方同治气短，何以彼此悬殊？而不知一治肺，一治肾也。肺主出气，皮毛为肺之合，风寒客于皮毛，则肺之窍道闭，窍道闭则出气不利而短，故用紫苏、陈皮之辛以开之。书中“卒”之一字大有意义。肾主纳气，肾虚则吸气不能归根而短，故用枸杞之补肾精以填之，与八味地黄丸同意，但任专则效速，所以舍彼而用此也。

过服辛燥等药，喘促愈盛者，可用贞元饮，然为缓剂，若痰多喘甚者大忌。

喘气，诸家之说最杂，近有张心在之论，深合鄙意，余所以数千里而神交之也。心在云：喘气专在口也，鼻息出入，气未始不至于口，而专在口则喘矣。天气通于鼻，一呼一吸，吐故而纳新，果顺其常，则出心肺而入肝肾，脾居中而转运（此句最精，可以悟出绝妙心法），何喘之有？惟鼻失其职，或肺壅窍塞，不能上达，其气复返心脾而出于口；或肺虚力弱，不能下引其气，上到心脾而出于口，则喘作焉，皆肺之过也。至若气短症，鼻气有出无入，能呼而不能吸，则在肝肾之绝，肺不任咎矣。

哮　证

《圣济总录》名呷，咳嗽而胸中多痰，结于喉间，偏与气相击，随其呼吸，呀呷有声，用射干丸。其方用射干、半夏、陈皮、百部、款冬花、细辛、干老姜、五味子、贝母、茯苓、郁李仁各一两，皂荚刮去皮子炙五钱，共为末，蜜丸桐子大，空心以米饮下三十丸，一日两服。

脉喜浮滑，忌短涩代散。

愚按：哮喘之病，寒邪伏于肺俞，痰窠结于肺膜，内外相应，一遇风、寒、暑、湿、燥、火六气之伤即发，伤酒、伤食亦发，动怒、动气亦发，劳役、房劳亦发。一发则肺俞之寒气与肺膜之浊痰狼狈相依，窒塞关隘，不容呼吸，而呼吸正气，转触其痰，鼾齁有声，非泛常之药所能治。故《圣济》用前方之竣，然体实者可用，若虚弱之人，宜用六君子汤料十两，加贝母二两，共研末，以竹沥四两，生姜汁一两，和匀拌之，又拌又晒，以九次为度，每服三钱，开水送下。以竹沥、姜汁可以透窠囊也，然内之浊痰，荡涤虽为得法，又必于潜伏为援之处，断其根株，须用各家秘传诸穴灸法。如畏灸者，宜于夏月三伏中，用张路玉外贴药末，余家传有哮喘断根神验药散（其方载于《修园新按》），入麝香五分，姜汁调，涂肺俞、膏肓、百劳等穴，涂后麻瞀疼痛，切勿便去，俟三炷香尽方去之，十日后涂一次，如此三次，病根去矣。

哮喘辨证方治，俱详痰饮、咳嗽、喘促三门，不赘。

心腹诸痛

心为君主之官，一痛手足青至节，不治。俗谓心痛者，乃心胞络痛，或胃脘痛也。昔人分为九种，宜辨而治之。

一曰气痛，脉沉而涩，乃七情之气郁滞所致，宜七气汤（微温）、百合汤（微凉）。

一曰血痛，脉浮沉俱涩，其病如刺，不可按扪，或寒热往来，大便黑，宜失笑散。三一承气汤，此方虽竣，而痛甚便闭拒按者，不得不用之。加桂枝、桃仁各三钱。

一曰痰痛，即饮痛，脉滑，咳嗽，痛连胁下，或游走无定，宜《伤寒》十枣汤。但此方近医胆识不及，不敢用，宜二陈汤加白芥子一钱五分，皂角炒紫五分，栝蒌三钱。滚痰丸，诸药不效，大便闭者，可暂用之。

一曰火痛，脉数而实，口渴面赤，身热便秘，其痛或作或止，宜金铃子散、丹参汤、百合汤。或用栀子炒熟四钱，良姜二钱，研末，名越桃散，温酒送下。或加味逍遥散送下左金丸二钱。

一曰冷痛，脉迟而微细，手足俱冷，其痛绵绵不休，宜附子理中汤加当归、肉桂、木通、吴萸子。

一曰虚痛，即悸痛，脉虚细小或短涩，心下悸，喜按，得食少愈，二便清利，宜归脾汤加石菖蒲一钱，或当归补血汤加肉桂一钱五分。

一曰注痛，入山林古庙古墓，及感一切异气而痛，语言错乱，其脉乍大乍小，两手若出两人，宜平胃散加藿香二钱，木香一钱，调麝香七厘服，以香者天地之正气也，正能胜邪。

一曰虫痛，脉如平人，其痛忽来忽止，闻肥甘之味更痛，闻食而虫头上昂，按摩稍止，虫惊而暂伏，唇红，舌上有白花点，宜附子理中汤去甘草，加乌梅三枚，川椒、黄连各一钱五分，黄柏、肉桂、当归各一钱，水煎服，愈后，宜服乌梅丸。

一曰食痛，脉实而滑，嗳腐吞酸，恶食，腹胀且痛，其痛或有一条扛起者，宜平胃散加麦芽、谷芽、山楂、半夏各二钱，胀甚者再加莱菔子生研三钱，水煎服。如初病，食尚在膈中，服此汤后，即以手探吐之。如腹胀满拒按，大便不通，宜三一承气汤下之。

又按，以上九痛，流传已久，不可不知。而高士宗《医学真传》分各部用药，其法甚捷，今重订而节录于下：

当心之部位而痛，俗云心痛，非也，乃心胞之络不能旁达于脉故也，宜香苏饮加当归四钱，元胡索、木通各一钱，桂枝二钱，酒水各半煎服，紫苏须用旁小梗，整条不切碎，更能通络。

心脉之上，则为胸膈。胸膈痛乃上焦失职，不能如雾之溉，则胸痹而痛，宜百合汤半剂，加栝蒌皮、贝母各三钱，薤白八钱，白蔻一钱五分，水煎服。胸膈之下，两乳中间，名曰膺胸，膺胸痛乃肝血力虚，气不充于期门，致冲任之血，从膺胸而散则痛，宜丹参饮半剂，加当归五钱，白芍、金银花各三钱，红花、川续断各一钱，酒水各半煎。

膺胸之下，则为中脘。中脘作痛，手不可近，乃内外不和，外则寒气凝于毛皮，内则垢浊停于中脘，当审其体之虚实而施治。莫若以灯当痛处爆十余点，则寒结去而内外通，便不痛矣。若爆后痛仍不止，实者宜五积散，虚者宜加味香苏饮（香苏饮加桂枝、芍药、当归各三钱，细辛、木通各一钱五分，吴茱萸二钱，水煎服。方中紫苏、生姜、细辛、桂枝以驱外之凝寒，吴茱萸、陈皮、木通以降内之浊垢，归、芍、香附、甘草和其气血，安其中外，颇合法度。若虚甚者，去紫苏，加黄芪三钱；汗多者，再加熟附子一钱五分）。

中脘之下，当阳明胃土之间，《铜人图》：中脘下一寸名建里穴，时痛时止，乃中土虚而胃气不和。若服行血消泄之剂过多，便宜温补。但以手重按之，则痛稍平，此中土内虚，虚而且寒之明验也。宜香砂六君子汤加干姜二三钱，或附子理中汤。

乳下两旁，胸骨尽处痛者，乃上下阴阳不和，少阳枢机不利也，伤寒病中多有此症。当助其枢转，和其气血，上下通调，则愈矣。宜逍遥散倍柴胡，加生姜一钱五分。

大腹痛者，乃太阴脾土之部，痛在内而缓，中土虚寒也，宜理中汤倍人参。痛兼内外而急，脾络不通也，宜理中汤倍干姜。盖脾之大络，名曰大包，从经隧而外出于络脉。今脾络滞而不行，则内外皆痛。理中汤倍干姜服之不应者，再加肉桂一钱五分，木通一钱。《太阳篇》云：伤寒，阳脉涩，阴脉弦，法当腹中急痛，先与小建中汤，不瘥者，与小柴胡汤。此先补益于内，而后枢转于外也。

脐旁左右痛者，乃冲脉病。冲脉当脐左右，若为寒气所凝，其冲脉之血不能上行外达，则当脐左右而痛。当用血分之药，使胞中之血通达肌表，若用气药无裨也。宜当归四逆加生姜吴茱萸汤，水酒各半煎服。或用四物汤去地黄加肉桂一钱，生黄芪、生姜各三钱，炙甘草、红花各一钱，水酒煎服。

脐中痛不可忍，喜按者，肾气虚寒也，宜通脉四逆汤加白芍三钱。若脉沉实，口中热渴，腹满拒按，大便秘，是有燥屎，宜三一承气汤。

脐下痛者，乃少阴水脏、太阳水腑不得阳热之气以施行，致阴寒凝结而痛。少阴水脏虚寒，用真武汤温之；太阳水腑虚寒，用桂枝汤加熟附子、茯苓温之。

按：士材《必读》云：脐上痛属脾，脐下痛属肝，当脐痛属肾，此臆说也，不可从。又脐下痛有火逼膀胱，小便不利而痛者，宜五苓散；亦有阴虚阳气不化，小便点滴俱无胀痛者，宜通关丸；有燥屎者，辨法方治见上条。

小腹两旁，谓之少腹。少腹痛，乃厥阴肝脏之部，又为胞中之血海，盖胞中之水，主于少阴，胞中之血，主于厥阴也。痛者，厥阴肝气不合胞中之血而上行也。肝脏不虚者，当疏通以使之上，宜香苏饮加柴胡三钱，当归、白芍各二钱，生橘叶三片；肝脏虚者，当补益以助其下，宜乌梅丸，以米汤送下二钱，一日三服。盖厥阴不从标本，从中见少阳之气，使厥阴上合乎少阳，则不痛矣。

两旁季胁痛者，肝气虚也，当归四逆汤加阿胶，四君子汤去白术加当归、粳米与乌梅丸，五服。两胁之上痛者，少阳之气不和也，宜小柴胡汤去枣加牡蛎、青皮，时法用左金丸。

愚按：凡心腹诸痛，宜辨其内之胀与不胀，便之闭与不闭，脉之有力与无力，口中热、口中和、痛之久暂，以辨寒热、邪正、虚实。如痛而胀且闭者，厚朴三物汤攻里；兼发热者，厚朴七物汤，兼表里治之；腹痛连胁痛，脉弦紧，恶寒甚，大便秘者，大黄附子汤主之；若但胀而便不秘者，是实中之虚，宜厚朴半夏人参生姜甘草汤；腹痛甚而不可触近，呕吐者，大建中汤主之；雷鸣切痛，呕吐者，附子粳米汤主之；腹痛下利而厥者，通脉四逆汤主之；腹痛吐泻者，理中汤主之；若绕脐疼痛，名寒疝，腹中疠痛者，当归生姜羊肉汤主之，皆起死回生之法，时医不讲久矣。予著有《金匮浅注》十六卷、《医诀》三卷，辨之颇详，宜查对勿误。

痛风

肢节走痛，《内经》谓之贼风，后人谓之痛风，又谓之白虎历节风，宜审其寒热而治之。

脉宜浮数，忌虚弱。

痛风，脉浮紧，头痛，恶寒发热，为新受之邪，宜五积散。

治风先治血，血行风自灭。宜四物汤加生黄芪、防风、桂枝、秦艽、桑枝、红花、炙草主之。

痛风，久不能愈，必大补气血，以为胜邪之本，切不可徒用风药，宜十全大补汤，诸药各一钱，加真桑寄生三钱为君，再加附子、防风、竹沥、生姜汁为佐使。

痛风，久不愈，以痛久必入络也，诸方俱宜加入金银花、木通、红花、钩藤、刺蒺藜之类。

又痛久则郁，郁而为热，热则生痰，必加入制南星、半夏、栝蒌根、黄柏、贝母、竹沥、姜汁之类。

又桑寄生、虎骨俱为要药，以桑为箕星之精，风从虎之义也。

久服辛热之药不效者，宜用玉竹、黑芝麻、直僵蚕、生芪、归须、菊花、蒺藜、阿胶、炙草之类，为柔润熄肝风之法也。

痹

痹者，闭也。风寒湿杂至，合而为痹，与痛风相似，但风则阳受之，痹则阴受之。虽《内经·痹论》有“风气胜者为行痹，寒气胜者为痛痹，湿气胜者为着痹”之分，而深究其源，自当以寒与湿为主，盖以风为阳邪，寒与湿为阴邪，阴主闭，闭则郁滞而为痛，是痹不外寒与湿，而寒与湿亦必假风以为之帅，寒曰风寒，湿曰风湿，此三气杂合之说也。《内经·寿天刚柔》篇曰：在阳者名曰风，在阴者名曰痹，以此分别，则两证自不混治矣。若胸痹及脏腑诸痹，又当别论。《医门法律》分别甚详，宜参阅之。

痹证之实者，宜五积散。

《金匮》治血痹，脉阴阳俱微，寸口、关上微，尺中小紧，外症身体不仁，如风痹状，用黄芪五物汤，黄芪、芍药、桂枝各二钱，生姜六钱，大枣四枚，水煎服，一日三服。愚谓为痹证属虚者之总方。

腰痛

《内经》云：太阳所至为腰痛，其痛为外感，宜五积散。

《内经》云：腰者肾之府，转移不能，肾将惫矣。其痛为肾虚，宜六味丸（治水虚）、八味丸（治火虚）。二方俱加杜仲、牛膝、鹿茸、补骨脂之类。

瘀血作痛，其痛如刺，轻者以鹿角炒为末，酒调服三钱；重宜三一承气汤去枳、朴，加桂枝、附子、桃仁各二钱。

督脉为病，脉尺寸中央俱浮（三部俱浮）。直上直下，宜鹿茸一两，肉桂一钱，水煎服。

带脉为病，关左右弹，主腰溶溶如坐水中，宜肾着汤。

白术一味补脾即所以祛湿，而补脾又所以输精及肾，且能利腰脐之死血。余遇腰痛症服药不愈者，每用一两，佐以牛膝三钱，淫羊藿五钱，以治水虚（《神农本草经》谓淫羊藿性寒，今人不明其理）。佐以附子三钱，当归、肉桂各一钱五分，杜仲五钱，以治火虚；佐干姜二钱，以治寒湿；佐苡仁五钱，以治湿热，其效如神。

卷三

血证（吐血、咳血、咯血、鼻衄、齿衄、眦衄、大便血、小便血、血淋、血崩）

《经》曰：中焦受气取汁，变化而赤，是谓血。血之流溢，半随冲任而行于经络，半散于脉外而充肌腠皮毛。若外有所感，内有所伤，则血不循经，从上而涌则为吐血、咳血、咯血、鼻衄、齿衄、眦衄；从下而走则为大便血、溺血、妇人血崩，其源则一。或问：诸书皆分别五脏六腑之血而施治，兹何以笼统言之？余曰：五脏有血，六腑无血，观剖诸兽腹，心下、夹脊、包络中多血，肝内多血，心、脾、肺、肾中各有血，六腑无血。近时以吐血多者，谓吐胃血，皆耳食前医之误。凡吐五脏血必死。若吐衄崩下，皆是经络散行之血也。或问：既无分别，何《金匮》以泻心汤治心气不足为吐衄乎？曰：百病不离于五脏六腑，脏腑病以致血不循经，而为吐衄崩下，非吐衄崩下之血从脏腑中脱出也。循经之“经”字，作“常”字解。时贤误解，谓归脾汤引血归脾，脾能统血，即是归经，害人无算。余再为之喝醒一语，曰：随者，仍其随之常；行者，仍其行之常；散者，仍其散之常；充者，仍其充之常。血循经常之道路，则无吐衄崩下之病矣。千古无一人谈及，余于高士宗引而不发处，细绎斯论，大为快事。

身热脉大者难治；身凉脉静者易治；若喘咳急而上气逆，脉见弦紧细数，有热，不得卧者，死。

外感吐血，先见头痛、恶寒、发热等症，必取微汗则愈，宜香苏饮加荆芥穗一钱，丹皮、白芍各一钱五分。

夏令、秋令感暑气、燥气而吐血，方治见咳嗽门，不赘。

《内经》云：不远热则热至，血溢、血泄之病生矣。凡人不避暑热，及过食爆炙之物，以致血热妄行，宜四生丸。

瘀血而吐，必先胸痛，血色必紫，或黑而成块，脉必滞涩，宜四物汤加醋炒大黄、桃仁、丹皮、香附各一钱五分。如紫血尽，鲜血见，即用六君子汤加当归调之（出高鼓峰《心法》）。

伤寒及温病，应发汗而不汗之，内热蓄血，及鼻衄、吐血不尽，内余瘀血，大便黑，面黄，宜犀角地黄汤。

高鼓峰《心法》于血证独精，其云：除瘀血与伤寒外，其余俱属七情饿饱劳力等因，必见恶心，验证分明，一味固元汤主之，方用人参、炙芪、归身、甘草、煨姜、大枣、白芍，水煎服。血证最繁，以一方统治，胡念斋深服之。胡念斋云：补药可用，温药亦须急加，附、桂、炮姜随宜。《仁斋直指》谓：阳虚阴必走，大吐大衄外有寒凉之状，可用理中汤加南木香，或甘草干姜汤，其效更着。又有饮食伤胃，胃虚不能传化，其气上逆，亦能吐衄，亦宜上二方。余用甘草干姜汤，其干姜炮黑，加五味子二钱甚效，从《慎柔五书》得来。《内经》云：血气者，喜温而恶寒，寒则滞而不流，温则消而去之，此数语为治血之要旨。所以杨仁斋、高鼓峰方法神验。即张景岳用熟地一两，泽泻、附子、牛膝各一钱五分，肉桂一钱，炙甘草二钱，水煎服，名为镇阴煎，方虽驳杂，而温药较多，亦能奏效。《褚氏遗书》云：血虽阴类，运之者其阳和乎，“阳”、“和”二字，指心肺而言也。心肺之阳宣布，如日月一出，爝火无光，凡诸般邪热之气俱除，血无所扰，则循行常道矣。

"运之者"三字更妙，血不自运，必藉气以运之；既已运矣，则随冲任而行于经络，散于脉外，充于皮毛，有经常之道可行，何至妄行而为失血之证耶？诸家俱赞此二句之妙绝，未能发明其旨。甚矣，医道之难也！高鼓峰虽未能悟到此旨，而固元汤与之暗合。慎柔和尚以保元阳为主，慎柔方无肉桂，有煨姜三片，黑枣二枚，亦不过取黄芪补气以生血，而亦与此旨暗合。合之则效速，二公所以名噪一时也，余于此千虑一得，不敢自秘。

血证有不宜刚燥之剂者，或血虚烦渴，燥热，睡寤不宁，五心烦热，宜圣愈汤。

舌上出血如孔钻者，煎香薷汁服，外用槐花炒研掺，蒲黄炭亦可掺之。

齿龈血出，用生竹茹四两，醋浸一宿，含之。牙缝出血，以纸维醮干蟾酥少许，于出血处按之立止。满口齿血出，枸杞子为末，煎汤漱之，然后吞下，根亦可。

鼻衄，用生茅花或根一两，煎服。

以上证，或统用甘露饮、滋肾丸。

血淋、尿血，用苎麻根十枚，水煎服。又用海螵蛸、干地黄、赤茯苓各等分为末，每服三钱，以柏叶、车前子煎汤下。又用乱发烧灰，入麝香少许，用米醋温汤调下，如痛不可忍，以藕汁、萝卜汁、白蜜调下。又房劳兼小便尿血，宜鹿角胶半两，没药另研，油头发绳各三钱，为末，茅根汁打面糊丸，桐子大，每服五十丸，盐汤下。

下血，先便后血为远血，用灶中黄土八钱，甘草、生地、白术、熟附子、阿胶、黄芩各一钱五分，水煎服，名黄土汤。下血，先血后便为近血，宜赤小豆三两，泡令出芽，晒，当归一两，共为末，以浆水服一钱五分，日三服，名赤小豆当归散。二方俱出《金匮》。大便下血不止，诸药不效者，宜济生乌梅丸。

皮肤血汗，宜郁李仁去皮研二钱，以鹅梨汁调下。又用人中白焙干，入麝香少许，温酒调服，立效。又用六味地黄汤加五味子一钱，麦门冬、川续断各二钱。

诸窍出血，宜头发、败棕、陈莲蓬各等分，俱烧灰研，每服三钱，木香汤下。

妇人血崩，审其寒热虚实，照以上诸方择用。若脱血之顷，不省人事，大汗不止者，宜参附汤，贫者以当归补血汤加熟附子二三钱。

大吐、大衄、大崩之顷，血若稍止，急用独参汤服，服后听其熟睡，切勿惊醒，则阴血复生矣。

癫、狂、痫

癫者，痴呆之状，哭笑无时，语言无序，其人当静。狂者，骂詈不避亲疏，其人常动。痫者，忽然猝倒无知，口角流涎，手足抽掣，或作五畜声，数刻即愈，愈后即如平人，作止有间断，所以名痫也。皆痰火为病。而痫病多由胎中受惊，一触而发也，治宜调中，补北泻南。不必过求奇险。

脉实者吉，沉细者凶。

前证属于实痰、实火者，宜滚痰丸。

肝火之为害，非泛常之药所可疗，时贤叶天士独得其秘，急用当归芦荟丸，每服三十丸，一日两三服，不可迟疑败事。

前证属虚者，宜磁砂丸、二加龙骨汤加铅丹二钱，或再加阿胶三钱，此二方神妙，非可以思议及者。

前证既愈，即宜以和平之剂收功，宜朱砂安神丸。

消渴

口渴不止为上消，治以人参白虎汤；食入即饿为中消，治以调胃承气汤；饮一溲一为下消，治以肾气丸。

赵养葵大变其法，谓治消无分上中下，先以治肾为急，以六味丸料一斤，入肉桂一两，五味子一两，水煎六七碗，恣意冷饮之，熟睡而渴如失矣，白虎、承气皆非所宜也。

喻嘉言曰：肾者，胃之关也。关门不开，则水无输泄，而为肿满；关门不合，则水无底止，而为消渴。《金匮》肾气丸蒸动精水，上承君火，而止其下入之阳光。彼证取其开，此证取其合，一开一合，具通天手眼。子和诋之，何其陋也？又曰：茯苓丸治肾消，方用白茯苓、覆盆子、黄连、栝蒌根、萆薢、人参、熟地黄、元参各一两，石斛、蛇床子各七钱半，鸡内金三十具，微炒，共为细末，炼蜜和捣三五百杵，丸如梧子大，每服三十丸，食前磁石汤送下。喻嘉言治验加犀角一两，又以六味丸加犀角收功。

按：此与八味地黄丸，一阴一阳，相为表里，皆为神方。

脉宜数大，忌虚小。

伤　食

伤食病必有胸闷、吞酸、嗳腐、腹胀、腹痛等症，直以平胃散加麦芽、谷芽、山楂、神曲、萝卜子消之，或以所伤之物烧灰加入为引导。如初伤食时尚在膈，服此汤，以手探吐；如伤之已久，腹满拒按，宜以三一承气汤下之，愈后服香砂六君子汤加干姜调养；若无吞酸、嗳腐等症，但见头痛、恶寒、发热，是外感证，切不可误用消导之品，致外邪陷入，变症百出。伤寒不禁食，故桂枝汤啜粥，是开章第一义，读仲景书自明。西北之人，一遇头痛、恶寒、发热之症，便云伤食，即服神曲、山楂等药，往往误事。余为活人计，不得不大声疾呼也。

脉滑而实。时书以右关之上为气口，谓气口紧盛伤于食者，妄也。

张景岳云：偶病之人，多有非食而疑食者，曰某日曾食某物，或某肉某面，其日即病。医理不论虚实，但闻此言，且见胃口不开，必先治食。夫未病之人，谁有不食？岂必预为停食以待病至者，斯可信其无食乎？及其病也，则或因劳倦，或因风寒，或因七情，病发不测，而且无胀无滞，与食何干？药不对病而妄行剥削，必反增病，此斯道之莫须有也。由此推之，则凡无据无证而妄行胡猜者，皆其类也，良可慨矣。

黄履素著《折肱漫录》云：五谷皆养补脾气之物，一煅成炭，反能消食者，何也？盖火能软坚化物，烬从火化故也。诸炭能消食，亦能伤脾，功能不减于山楂、神曲，不可忽之以为食物而多服常服也。愚按：今人用白术炒焦，不知其伤脾，地黄烧灰，不知其伤肾，当以先生之言正之。

疟疾

寒热往来有定候，一日一发者邪浅，二日一发者邪深，三日一发者邪更深。先寒后热者为顺，先热后寒者为逆。自子至午发者为阳，自午至子发者为阴。单寒无热者名牝疟，为纯阴病；单热无寒者为瘅疟，为纯阳病。疟病因劳而发者，名劳疟；因食而发者，名食疟。更有鬼疟，为祟病。瘴疟，是感岚气而成，种种不同，总以少阳一经为主。以少阳居阴阳之界，偏阴则寒多，偏阳则热多，阴阳俱病则寒热等见，单寒、单热为阴阳偏造其极，即祟疟、瘴疟亦阳气之虚，正虚不能胜邪，内虚不能御外，脾胃之阳虚，不能熟腐水谷，俱不离少阳一经。

疟脉自弦，浮弦表邪，沉弦里邪；洪弦属热，迟弦属寒；数弦痰饮，实弦食积。久疟之脉，渐缓则愈，弦紧则殆，吐散双弦，代散莫救。

初起俱宜小柴胡汤，一日一服，五日必愈。方中柴胡一味，少则用四钱，多则用八钱，切不可少此一味。神农推为上品，久服延年益寿之药。自李东垣及李时珍之书行，此药之真面目渐掩，张景岳新造五柴胡饮为散剂，更属无知妄作，流毒非轻。

凡初起无汗，去人参，加桂枝三钱。服后食热粥，温覆微似汗则愈。未愈再服之，有利无弊，切勿惑于浅人之说。

若发热甚，汗不出，可加麻黄三钱。如病家惑于邪说，牢不可破，即以杏仁、紫苏、防风各三钱代麻黄，服后温覆微似汗，不用食粥。

上、下午疟，不必过分。唯以寒多者属阴盛，加桂枝三钱，生姜宜倍用之，或再加吴萸三钱，单寒无热者，亦用此法，或去黄芩，再加熟附子三钱；热多者属阳盛，加知母、贝母各三钱；汗多而大热大渴者，加生石膏五钱，麦冬三钱，粳米四钱，单热无寒者，亦用此法，或再加知母三钱；先热后寒者名瘅疟，治同，宜加桂枝二钱，是从《金匮》白虎加桂枝汤中仿出。

鬼疟，脉乍大乍小，加藿香二钱，以香为天地之正气，正能胜邪也；天麻三钱，以天麻之形如芋魁，有二十四子周环于外，其苗名赤箭，取弧矢以示威之义也。

瘴疟加苍术、藿香各二钱。

食疟以平胃散采入柴胡一味为君，融合二方为一方，即前人复方法也。

劳疟是虚人不能耐劳而病疟，宜小柴胡原方去半夏，加栝蒌根二钱，或佐以补中益气汤。

一切疟疾口渴，俱去半夏，加栝蒌根以生津液。

凡一切疟疾，欲急于取效，俟三发之后，以小柴胡汤加常山三钱，寅时服，渣再煎，于辰时再服，如吐，任其吐去痰涎，自愈。时医惑于俗传本草，谓常山是截疟猛药，邪未尽而强截之，多变他病，此无稽之臆说也。盖常山从阴出阳，为透邪外出之良药，仲景用其苗，名为蜀漆，今人用其根，何尝是强截之药！

久疟不愈，及三阴疟，三日一发者，诸药不效，惟以白术一两或二两，加生姜五七钱，水煎一杯，于寅时服之，渣再煎，于上午再服，如热多者，以当归一两余代白术。

如脾肾两虚，诸药不效者，用近效白术汤，一日两服，服到十日必愈。书成，友人自安徽回，赠余医书一帙，乃张心在新著《附经》也，中有“三阳交于胆，三阴交于脾，三阳之疟治胆，三阴之疟治脾”句，真是名言，可佩！此君若得名师益友而讲论之，将来为医中一巨擘，恨未悟其人。

初病疟，世称胎疟，缠绵难愈，与痘疹之症本于胎毒无异，宜六君子汤加草果、乌梅，或合小柴胡汤。

久疟不愈，不必治疟，只以六君子汤、补中益气汤，兼吞桂附八味丸，调理半月，无不痊愈。今医俱遵景岳法，用何人饮、休疟饮，方中以何首乌一味为主，据云中和之道，其实苦涩之品，不能养人。余屡见久服此药，多变出肿胀等病，学者不可不知。

痢疾

下痢秽浊胶粘，似脓似血，小腹隐痛，欲便不便，里急后重是也。旧说偏寒偏热，主补主攻，皆不可拘执。唯所列死证数条，缘时医治不得法，流连致死，或过信前医之说，弃而不治，坐视其死。余目击心伤，日夜焦心，从《内经》、仲景言外之旨，及散见于各条之下，一一体认，而参以所治之证，大有所悟，药到病瘳，厥效彰彰可纪。请先言救逆之道，而次及恒法。

医书云：脉沉小者易治，脉浮大者难疗。又云：发热不休者死。此遵《内经》肠澼一论，执一不通之过也。余别有所悟。脉浮为表邪，浮而兼大，是表邪浸于阳明之界而下利，仲景有葛根汤等治法。发热不休，非感冒风寒，即是经络不和，宜用桂枝汤、当归四逆汤，祛风寒以调经络，人参败毒散加老米，名仓廪汤，亦是此意，但药力轻薄，不能速效耳。大抵初病治法，发热恶寒者，香苏饮加防风、川芎，以取微汗则愈，重必用桂枝汤、当归四逆汤之类。若寒热往来，多呕者，必用小柴胡汤。若热多而口渴者，小柴胡汤去半夏加栝蒌根主之。若发热不恶寒，里急后重者，以葛根黄芩黄连甘草汤，照古法先煎葛根，后煎诸药，日服二三剂，必愈。若用痢门方，如芍药汤之类，其邪无不陷入变危者，余深恨倪氏痢疾三方，为杀人主具。

医书云：腹痛不休者死，按其治法，不过用木香、槟榔、砂仁及消食行滞之品，安能以救死证？若果消渴、口中热、胸腹胀满坚实而拒按，为实证，三承气汤可以择用，或以三一承气汤代之；若果不渴、口中和、脉迟小而无力，或手足冷、腹痛而喜按，为虚寒证，非四逆汤不可；若腹痛而下痢重滞者，再加生白芍三钱。如腹痛不止，虚烦而喜按，脉弦者，为肝邪克土，宜小建中汤，服一时许，即以小柴胡汤去黄芩，加白芍药继之，神效。

医书云：下痢纯血者死，下痢如屋漏水者死。按其治法，不过用阿胶、地榆、槐花、苍术之类，安能以救死证？如果下奔鲜血，口渴便短，里急后重，脉盛者，为火证，宜白头翁汤，一日二服。虚人及产后加阿胶、甘草。亦有下鲜血而非火证者，若血带黯而成块者，属热者少，属寒者多，俱宜从脉症细辨之。若口中和、脉细、小便长、手足冷者，属虚寒无疑，宜以理中汤加灶心土八钱主之。下血多者，宜间服黄土汤，一日二服，三日渐愈。盖以脾胃如分金之炉，理中汤分其清浊，是治其本源也。屋漏水即血水之黯滞不稠者，为虚寒证误用寒凉攻破所致，若见咽痛，语言无序，半日必死，亦用理中汤救之。

医书云：能食者轻，不食者重，绝食者死，发呕者死。盖不能食，有食滞，即宜以平胃散加消导之药。若脾胃虚弱，即宜用香砂六君子汤及理中汤，健脾以运胃。又有辨于其微者：不饥而不思食者，是脾病，宜以上二方；饥而能食者，是肝病，宜乌梅丸。至于绝食频呕，即是噤口痢，丹溪用人参、石莲肉、黄连煎汤，入生姜汁，徐徐呷之，只认作湿热上冲之证，故不效，宜参上诸法治之。若食入即吐，不利于香、砂、橘、半者，宜用干姜黄连黄芩汤，苦辛以开拒格。若胸满而吐，及干呕吐涎沫者，宜吴茱萸汤，温镇以和土木，其效如神。

凡心下痞满，从仲景三泻心汤及厚朴生姜甘草半夏人参汤等，择用如神。

医书云：妇人新产即发痢者死，余仿《金匮》白头翁汤加甘草、阿胶之例，可知产后宜照病用药，毫无顾忌。又云：小儿出痘后即发痢者死，余以为不尽然。大抵产后失于过温致死，痘后失于过寒致死，俱因病而药之，不必泥于一说。

恒法

痢疾无外证、恶证，但见里急后重，便脓血者，三日内俱宜芍药汤。

痢疾腹中撮痛，或下血片，及噤口恶痢，诸药不效者，宜斗门秘传方。

痢疾不论新久，以陈米汤送下香连丸三钱，一日三服，极验。至于久痢，以四君子汤、六君子汤、补中益气汤、十全大补汤送下，法本薛氏，多效。

久痢诸药不效，审其为虚脱不禁无余邪者，宜真人养脏汤。

久痢流连不愈，愈而又作，名为休息痢，是堵涩太早，余邪未尽，宜羊脂四钱，白蜡三钱，黄连末三钱，白蜜八钱，乌梅肉炒研末二钱，血余灰三钱，煎搅为丸，丸如桐子大，以米饮送下三十丸，日三服。此孙真人法也。又有服补中益气汤，不应，反下鲜紫血块者，此久风成飧泄；风气通于肝，肝伤不能藏血也，宜玉屏风散去白术，倍防风，加羌活、葛根、升麻主之。

洞泄寒中，注下水谷，赤痢白痢，食已即出，食物不消者，宜圣济附子丸。

时疫 修园新订

程山龄云：时疫之证，须知有来路两条，去路五条。

何谓来路两条，疫有在天者、在人者。如春应温而反寒，夏应热而反凉，秋应凉而反热，冬应寒而反温，非其时而有其气，自人受之，皆从经络而入，或为头痛、发热、咳嗽，或颈肿、发颐、大头风之类，斯在天之疫也。若一人之病，染及一室，一室之病，染及一乡以及阖邑，病气、秽气互相传染，其气从口鼻而入，其见症憎寒壮热，胸膈饱闷，呕吐黄涎，乃在人之疫。以气相感，与天无涉，所谓来路两条者，此也。

夫在天之疫，邪从经络入，寒多者治以辛温，宜五积散；热多者治以辛凉，宜九味羌活汤；审其气虚不能作汗者，宜人参败毒散；热甚格邪不作汗者，宜防风通圣散；若发颐及大头症，是风火相乘而为毒，宜防风通圣散加牛蒡子、金银花、桔梗、贝母、栝蒌仁之类，俾邪从经络入者，仍从经络出，此以发汗为去路也。

在人之疫，邪从口鼻入，或香苏饮加玉竹、川芎、忍冬，或神术散加葛根、葱头，或藿香正气散之类，俾其从口鼻入者，仍从口鼻出，此以解秽为去路也。

至于经络、口鼻所受之邪，传于阳明之经，则为自汗、大渴、大热、斑黄等症，宜甘露饮生其津液，以为胜邪回生之本，甚者必用人参白虎汤，以清阳明散漫之热，此以清火为去路也。

如入于胃腑，则为谵语发狂、大便实、小腹拒按等症，宜三一承气汤下之；或内有实热，外有实邪者，宜防风通圣以两解之，此方疫症第一良方，用之得法，不论新久，头头是道，此以攻下为去路也。

复有虚人患疫，或病久变虚，或误治变虚，须用四物汤、四君子汤、补中益气汤等加减，此以补养托邪为去路也。

要之，疫证必从大汗而解。人壮者，不战而汗；人虚者，必战栗而后大汗。汗未彻者，俟七日后而又作汗，以上五法，赅于发汗一法之中。散邪是发汗正法。而秽浊之气袭经络，不以辛香解之，则汗不出；火邪内燔，血干津涸，非清火则阴气不滋，而汗不出；胃气壅塞，不攻其实，则浊气不解，而汗不出；汗由液化，其出自阳，其源自阴，非补养阴阳，则气血不充，而汗不出。此发汗一法，为治疫大关头，有汗则生，无汗则死。若治之失法，或涸其汗源，或强逼使汗，皆枉其死也，可不慎哉！

未汗，宜阳脉，忌阴脉；已汗，宜阴脉，忌阳脉。

避疫法

避疫之法，惟在节欲，节劳，仍勿忍饥，以受其气。胆为中正之官，胆气壮，则十一经之气赖以俱壮，邪不能入。《医统》云：男人病，邪气出于口；女人病，邪气出于前阴，其对坐之间，必须识其向背，或以雄黄涂鼻孔中，从容察位而入。

暑　证

洁古谓动而得之为中热，静而得之为中暑，暑阴而热阳，未免称名不正。盖夏日炎炎，人触之则生暑病，即为中热，无非动以得之。他若畏热求凉，凉袭于外，则为发热恶寒、头痛项强等症，宜九味羌活汤以散之；凉中于中，则为吐泻腹痛，宜理中汤以温之；若兼烦躁，则间用凉水调下大顺散，病虽作于暑月，不得以暑病名之也。

大抵暑证辨法，以口渴、心烦、溺赤、身热、脉洪而虚为的。轻者为伤，以六一散荡涤热气，从小便而泄。若暑热闭郁而无汗，必用香薷饮发越阳气，彻上彻下，解表兼利小便则愈；重者为中，大渴大汗，宜白虎加人参汤主之。或汗出身热而两足冷者，是暑而挟湿，宜白虎加苍术汤主之。若中暑昏闷不醒，并伏暑停食吐泻，用半夏四两，醋煮茯苓、甘草各二两，共为末，以生姜汁为丸，如绿豆大，每服五六十丸，开水送下。若昏愦不醒者，研碎灌之立醒，此孙真人之神方也，名消暑丸，为暑证第一神方。至于生脉散、清暑益气汤，为暑伤元气而立，或预服以却暑，或病愈后以收功，非暑病正方也。

湿 病

湿有从外入者，有自内得者。阴雨湿地，皆从外入，其症头重腰冷，一身尽重；冷浆瓜果，皆自内得，其症泄泻腹胀，肠有水气，淋浊痰饮。然外湿亦可渐入于内，内湿亦有浸渍于外。失此不治，则郁而为热，变证多端，不可不察。

湿脉多缓，是怠缓，非和缓。浮大者易治，沉细小者难医。

内外湿总方，宜二陈汤加苍术、白术、羌活主之；外湿加紫苏、防风、猪苓、泽泻、干葛、木瓜主之；内湿加木通、泽泻、砂仁、木香；食积加山楂、麦芽、枳实；寒湿加干姜；湿热加黄连、黄芩；热轻者只用连翘，槟榔时嚼，亦妙。

受湿腰痛，其痛冷重沉着，如带五千钱，宜肾着汤。

白浊不止，为湿热下注，妇人白带亦然，宜萆薢分清饮。如妇人白带，加半夏、芡实、苡仁、黄柏、生白术主之。

伤湿一身尽痛，不可转动，宜一味白术酒。

苍术多脂易霉而治湿，与僵蚕死于风而治风，驴皮动火制成阿胶而降火，俱是造物妙处，即《大易》所谓同气相求，《内经》所谓衰之以其属是也，盖湿邪在人肠胃，原自不安，一得苍术气味，便与之合之，气从汗出，味随水谷下行，先诱之，而后攻之也。

头　痛

大抵暂痛为邪，久痛为虚。邪则分寒热而除之，虚则审阴阳而补之，然亦有久痛为邪所缠，新痛因虚而发者，当因脉证而辨之。

脉浮滑者生，短涩者死。

伤寒六经俱有头痛。太阳痛在脑后，必连项强，宜九味羌活汤加葱白三根。阳明痛在额前，必连目眶，宜升麻葛根汤。少阳痛在侧，必兼两胁痛，多呕，宜逍遥散去白术，加半夏、黄芩、川芎。太阴无头痛，然湿土动而生痰，亦为头痛，宜二陈汤加制南星、苍术、川芎。少阴头痛，脉细，但欲寐，宜五积散加细辛、附子。厥阴头痛如破，干呕，吐涎沫，宜吴茱萸三钱、人参一钱五分、生姜四钱、大枣四枚，水煎服，名吴茱萸汤。

火邪头痛，火盛者，宜竹叶石膏汤加减，方见《伤寒》。如火势轻者，只用辛凉之品，火郁发之之义也，宜加味逍遥散加葛根二钱、酒炒黄柏一钱、薄荷五分。

气实有痰，或头重眩晕，用大黄酒炒三遍为末，茶调三钱服，此釜下抽薪之法也。

偏头痛宜二陈汤，偏在右者，宜沙参一两，酒炒黄芩、黄连、川芎、防风、制南星之类；偏在左者，加当归一两，川芎、白芷、白芍、柴胡、防风之类。

气虚头痛，宜补中益气汤，少加川芎、蔓荆子之类。

血虚头痛，宜四物汤倍川芎，加黄柏、知母，少加蔓荆子、细辛之类。当归补血汤加鹿茸五钱，水酒各半煎。

眉棱角痛，宜半夏六钱，生姜三片，水煎，调沉香末五分服。

真头痛，痛甚，脑尽痛，手足寒至节，不治。然不忍坐视其死，急灸百会，吞黑锡丹。

肾虚头痛，诸药不效，宜六味汤去丹、泽，加枸杞三钱，炙甘草、细辛各一钱，川芎二钱，肉苁蓉三钱五分。如命门火虚者，用八味汤，加减如上法。

蒸法最效，方用川芎半两，晚蚕砂二两，僵蚕如患者年岁之数，以水五碗，煎至三碗，就砂锅中，以浓纸糊满，中间开钱大一孔，取药气熏蒸痛处，每日一次。虽年久者，三五次永不再发。

瘰 疬

普明子曰：瘰疬者，肝病也。肝主筋，肝经血燥有火，则筋急而生瘰疬。多生于耳前后者，胆之部位，胆与肝相表里，其初起，即宜消瘰丸消散之，不可用刀针及敷溃烂之药。若病久已经溃烂者，外贴普救万全膏，内服消瘰丸并逍遥散，自无不愈。更宜戒恼怒，断煎炒及发气、闭气诸物，免致脓水淋漓，渐成虚损，患此者可毋戒欤！

新采消瘰丸

此方奇效，治愈者不可胜计，予亦刻方普送矣。

元参蒸，牡蛎煅醋淬，贝母去心蒸，各四两，共为细末，炼蜜为丸，每服三钱，开水下，日一服。

愚按：普明著《医学心悟》一书，逐末忘本，用之鲜效。唯此方平淡而神奇，当共宝之。但耳前后为少阳部位，渠云肝之部位者，误也，故改正之。

眩　晕

《内经》云：上虚则眩。又云：肾虚则高摇，髓海不足则脑转耳鸣。皆指不足而言。仲景论眩，以痰饮为先。丹溪宗河间之说，亦谓无痰不眩，无火不晕，皆指有余而言。前圣后贤，何其相反至此？不知此证不离于肝。《经》云：诸风掉眩，皆属于肝。此风非外来之风，指厥阴风木而言。厥阴风木与少阳相火同居，厥阴气逆，则风生而火发，故河间以风火立论也。风生必挟木势而克土，土病则聚液而成痰，故仲景以痰饮立论，丹溪以痰火立论也。然一身聚邪之处，即为偏虚之处。头为诸阳之会，相火得以逆行上僭者，非上焦之虚而何？肾为肝母，肾主藏精，精虚则髓海空而头重，故《内经》以上虚及肾虚、髓海不足立论也。言虚者，言其病根；言实者，言其病象，其实一以贯之也。

脉数热多，脉涩血少，弦为肝风，滑实痰积，虚小气虚，大为病进。

眩晕脉弦，发热，或寒热往来，宜逍遥散加半夏、天麻、钩藤主之。

眩晕脉数或滑实，大小便闭，胸胁作痛，耳聋，耳鸣，多怒，凡属肝经实火，宜当归芦荟丸。此法从喻嘉言《寓意草》医吴添官之母一案得来。

眩晕脉涩，乃精气不足，欲荣其上，必灌其根，宜六味地黄汤倍地黄，去丹皮、泽泻，加细辛、炙甘草各一钱，川芎二钱，枸杞子三钱，肉苁蓉三钱半，水煎服。

脉虚细弱小，是气虚，宜补中益气汤加天麻、半夏、钩藤。

脉弦而滑，眩晕而呕逆，为痰饮，宜泽泻四钱，白术二钱，水煎服。或用二陈汤加天麻合此二味。

实火眩晕不可当，宜大黄酒炒三遍，研末，茶调下二三钱。

虚眩诸药不效，宜鹿茸五钱，酒煎去渣，入麝香少许服，缘鹿茸生于头，以类相从也。眩晕大虚，诸药不效，及虚人愈后调理，俱宜正元丹、桂附八味丸。

眼　目

眼目一证，古有五轮八廓及七十二证之辨，其实不足凭也。业是科者，庸妄固无论已，而高明之士，于实证则曰风、曰火，于虚证则曰肝血少、曰肾水衰，言之亲切有味，而施治则毫无少效，且以增病。余历数交游，凡目痛者，无不因医而致瞽，即有一二幸免者，原为轻浅之病，即不服药亦愈，于医固无与也。

盖此证除风火赤肿外障等证外，而一切目视无光，及昏黑倦视等证，皆为阳虚。心肺为上焦之阳，心属火，火能烛物；肺属金，金能鉴物，二脏之阴不宣，则火不能烛，金不能鉴矣。医者不知，以补血之药滋肝，以补水之药滋肾，下焦之阴愈盛，则下焦之阳愈虚，且令下焦阴气上加于天，则白昼如夜，爝火有光，阴云四合，龙雷飞腾。原欲滋阴以降火，其实滋阴以助火，火盛则遂增出赤肿、红丝、胬肉、羞明诸火象，渐成废疾矣。予非专业此道，不敢多言，请向瞽者而询其所服何药，所愈何药，便得前车之鉴。今于眼科所未载处，搜出数方，以救逐流之弊。

四君子汤加肉苁蓉、川椒、菟丝为丸，治虚寒证。

豆腐一块，中挖一孔，入朴硝一二钱，仍用豆腐盖上，蒸出水，即以此水洗目，可效，治实热证。

桂附地黄丸，当归补血汤加鹿茸三钱，磁珠丸，还少丹，以菊花汤送下。

初起翳障，不可遽用药点及一切洗药。盖目不染尘，药汁入目，亦见羞涩。唯用洁净开水，以洁净茶盏盛之，用洁净本色绢片乘热淋洗，洗后水混浊，换水再洗，洗至水清无垢方止，如此数次即愈。水内并不用药，名天然水，水必煎沸者，以热能散风，水能制火也。

耳　聋

肾开窍于耳，固也。而肾脉却不能上头，肾与心交，假道于心之腑以上。耳中之穴曰听宫，小肠之经脉贯之，为司听之神所居之位，其形如珠，皮膜包裹真水，若真水破则耳立聋，有为大声所振而聋者，皮膜破也。

或聋或不聋者，心肾不交也，宜磁朱丸交媾水火。有先耳鸣而后聋者，肾虚不能闭藏，阴气窒塞于阳窍也，宜六味丸去丹皮，重加磁石，再加五味子、龟板胶为丸，令阴气自盛于本宫，不触于阳窍。

若感冒暴聋，总不外少阳一经，足少阳胆脉绕耳轮，手少阳三焦脉入于耳，邪气壅实，听官为其所掩，宜逍遥散去白术，加黄芩、半夏、生姜、玉竹、大枣主之；如风火交煽，宜防风通圣散；肝火炽盛，宜当归芦荟丸。

尺脉弱者，宜桂附地黄丸；尺脉数者，宜大补阴丸，二丸俱加磁石、菖蒲、苁蓉之类。神而明之，存乎其人，非可以笔楮传者。

浮大为风，洪数为火，洪大而实为风火，尺数为阴火，迟濡为肾虚。

疝　气

疝者，小腹睾丸为肿为痛是也。其名有七：曰寒疝，囊冷结硬如石，阴茎不举，或控睾丸而痛；曰水疝，肾囊肿痛，阴汗时出，或肿状如水晶，或囊痒而外出黄水；曰筋疝，阴茎肿胀，或溃或脓，或里急筋缩，或出白物；曰血疝，状如黄瓜，或小腹两旁横骨两端约中，俗云便痈；曰气疝，上连肾区，下及阴囊，或因号哭忿怒则胀，罢则气散；曰狐疝，卧则入小腹，行立则出小腹；曰㿗疝，阴囊肿缒，如升如斗，不痒不痛。然亦不必拘者。《经》云：任脉为病，男子内结七疝，女子带下瘕聚。又曰：足厥阴肝病，丈夫㿗疝，妇人少腹肿。大抵任病、肝病居多，小肠病亦多，各经亦间有之。

治之之法，统以二陈汤加泽泻、猪苓、白术、桂枝、小茴香、木通、金铃子主之。余少时初用，疑为偶效，后屡试屡验，方知其调气之功甚巨。张景岳先得我心。景岳云：病名疝气，非无谓也，盖寒有寒气，热有热气，湿有湿气，逆有逆气，陷有陷气，在阳分则有气中之气，在阴分则有血中之气，从寒热虚实施治，俱当兼用气药。余此方化膀胱之气，而诸气俱调，其义详于胀证，宜参究之。

本脉牢急，弱急不宜。

二陈汤加味外，若寒甚者，再加干姜、附子；若热极者，加黄柏、知母；小便如膏者，加石菖蒲、萆薢；气上冲去白术，加肉桂、吴茱萸、当归；囊肿如水晶者，加苡仁、桑皮；痛不可忍者，恐瘀血为脓致溃，加桃仁、红花、乳香；筋缩者，加苡仁一两，木瓜二钱；顽麻不痛者，加川芎、槟榔；痒者，加刺蒺藜三钱。

《千金翼》洗方：治丈夫阴肿如斗，核中痛。雄黄末一两，矾石二两，甘草七钱，水五碗，煎二碗，洗。又于关元两旁相去各三寸青脉上，灸七壮，即愈，左灸左，右灸右。又灸外陵穴，在脐左右各开一寸半，灸疝立效，永不再发。

痿 证

痿者，两足痿弱不能行也，痿而不痛。治宜独取阳明。阳明为五脏六腑之海，主润宗筋，宗筋主束骨而利机关，若阳明虚，不能受水谷之气而布化，则五脏无所禀，宗筋无所养，而痿躄作矣。若用辛热风药及蒸、灸等法，立危。

脉浮数可治，虚弱难医。

痿证皆属于热，宜虎潜丸。阳明为诸筋总会，故取虎潜丸为主。而足所以能健步者，则在于骨。《三因方》又取加减四筋丸为主，以肾为筋骨之总司也。方用肉苁蓉、牛膝、木瓜、鹿茸、熟地、五味子、菟丝子各等分为末，炼蜜丸桐子大，每服十丸，温酒米饮下。

痿证服前丸，若气虚多痰者，间服六君子汤加黄柏、苍术、紫菀。《神农本经》云：紫菀主痿躄。今人不读圣经，只知为治咳也。

瘦黑人血虚多火，宜间服六味丸加黄柏、苍术，肥白人痰多气虚，宜间服当归补血汤加竹沥、姜汁。

泄　泻

《难经》有五泄之分，曰胃泄、脾泄、大肠泄、小肠泄、大瘕泄（即痢疾）。其实不必泥也。总以虚实久暂为辨。

脉小，手足寒，难已；脉小，手足温，易已。泄而脱血，难治。泄而脉大，难治。

《内经》云：湿胜则濡泄。此为泻病之总论。宜平胃散加茯苓、猪苓、泽泻、白术、桂枝，名胃苓汤，统治诸泻如神。口中热，溺赤，下泻肠垢，为湿热，去桂枝，加防风、黄连各一钱；溺清，口中和，下利清谷，为湿寒，加干姜二钱；胸满痞闷，嗳腐吞酸，泻下臭秽，为食积，加山楂、麦芽；食少便频，面色㿠白，为脾虚，去厚朴，加人参、干姜。五更天明，依时作泻，或脐下痛，为肾虚，去陈皮、厚朴，加补骨脂三钱，吴茱萸、五味子、熟附子各一钱。

忽然大泻不止，大汗大喘，手足厥冷，兼吐者，须防脾肾之气暴脱，夏月伏阴在内，最多此证，若服藿香、香薷必死，急用附子理中汤大剂。

《内经》云：诸病暴注，皆属于热。然必有热症、热脉可凭，不可以凉药姑试，宜香连丸、六一散。

《内经》云：清气在下，则生飧泄。须用升清法，宜补中益气汤去当归，加木香、干葛各五分。

《内经》云：春伤于风，夏生飧泄。又云：久风生飧泄。宜神术汤、圣济附子丸。

久泻，愈而又作，泻时腹痛，诸药不效，此锢冷在肠间，必先取去，然后调治，宜平胃散去苍术，加干姜、肉桂、附子各一钱半，大黄八分，水煎服，法本

《千金》。或用温脾汤。

久泻，诸药不效，有脏热肠寒、脏寒肠热之辨，微乎微乎！余详于《从众录》等书，兹用仲景乌梅丸，每服二钱，米饮下，日三服，半月愈。又冬泻，有用肉苁蓉、鹿角霜、当归须等法，有用芩、连、甘草、葛根等法，有用阿胶、羊脂、乳酥、黄连末、蜂蜜熬膏等法。此理更微，可以心会，不可以言传，喻嘉言颇得其秘。

五更泄，名脾肾泻，及虚人时常作泻，必以温补肾元为主，宜四神丸加白术、人参、干姜、附子、茯苓、罂粟壳，炼蜜丸。朝服三钱，临睡服五钱，米饮送下。

卷四

鹤膝风

胫细而膝肿是也。为风寒湿三气合痹于膝而成。初起发热头痛，宜五积散，病后变成者亦宜之。若久病，为足三阴虚，宜十全大补汤加附子、牛膝、杜仲、防风、羌活主之。

初起外治法，用陈年白芥子研末，以姜汁、葱汁调涂，一伏时患处起泡，泡干脱皮，自愈。

又按：鹤膝风多是虚寒，脚气多是湿热，一攻一补，治法各判。然脚气有肾虚气喘小腹痹者，肾气丸必不可缓；鹤膝风有赤热焮肿者，二妙散、桂枝芍药知母汤亦所必需，此活法也。

脚气

脚之肿大是也。东垣云：南方卑湿，其湿从外以袭人；北方常食膻乳，又饮酒太过，脾胃有伤，不能运化，其湿从中以流下。初起发热恶寒，似伤寒证，若上气喘急，及上少腹不仁，恐致攻心不救。若患久不治，即成痼疾。此证名壅疾，不可骤补。

脚气肿痛不可忍，宜鸡鸣散。

脚气气喘，少腹不仁，须防其入心，宜后方；脚气服鸡鸣散愈后亦宜之，用桂附地黄丸。

两胫大为湿脚气。两胫不肿，或顽麻，或挛急，或缓纵，名干脚气，宜四物汤加牛膝、独活、苍术、黄柏、木瓜、泽泻、肉桂之类。

积　聚

积者，五脏所生，推之不移，属阴；聚者，六腑所成，推之则移，属阳，当辨其新久虚实而施治。《内经》云：大积大聚，其可犯也，衰其大半而止，过则死。此治积聚之法也。

脉宜沉实，忌虚弱。

积聚新病，审其可用发散者，宜用五积散。积聚新病，审其可用消导攻下者，宜用备急丸。

平胃散加入萹蓄、瞿麦、炒大麦芽、川芎，以上八味，各用五钱，沉香、木香各一钱五分，大黄酒浸二两，共为细末，每服三钱，姜汤送下，忌油腻动气之物及房事一月。药须黄昏服，勿食晚饭，大小便见恶物为度。肝之积在左胁下，名曰肥气，去苍术，加柴胡、鳖甲、青皮、莪术；肺之积在右胁下，名曰息贲，加白豆蔻、桑白皮、郁金；心之积起脐上，上至心下，大如臂，名曰伏梁，去苍术，加肉桂、黄连、石菖蒲、莪术；脾之积在胃脘，腹大如盘，名曰痞气，原方不加减；肾之积在脐下，发于小腹，上冲心而痛，名曰奔豚，上方去苍术、大黄、陈皮、麦芽、萹蓄，加茯苓四两，肉桂、附子、当归、吴茱萸各五钱，川楝子、李根白皮各一两，淡盐汤送下，或炼蜜为小丸，吞下四钱更佳。凡热积加黄连、黄芩，寒积加姜、桂、附子，酒积加葛根，痰积加半夏，水积加桑白皮、赤小豆，血积加桃仁、红花，肉积加阿魏、山楂，果积加麝香、草果。

久病及虚弱之人，不可迳用前药，或先服补药，然后攻之；或攻药去病之半而即补之；或服攻药三日，服补药一日。神而明之，存乎其人。若愈后，必以补药收功，宜六君子汤、香砂六君子汤、附子理中汤，以上三方，唯脐下动气去白术，加肉桂一钱五分。

服攻药大下积血，自汗不止，气弱不能转动者，宜急进参附汤。若贫者，以当归补血汤加附子三钱代之。

呕、吐、哕、呃

声与物俱出为呕，有物无声为吐，有声无物为哕，气自脐下冲逆有声，声短而频，古人名哕，又名咳逆，为呃。方书命名各异，今从俗本分名，使人易晓。

脉阳紧阴数为吐，阳浮而数亦吐。寸紧尺涩，胸满而吐。寸口脉数者吐，紧而涩者难治。紧而滑者吐逆。脉弱而呕，小便复利，身有微热，见厥者难治，吐出色如青菜者危。

上四证，皆属气逆，有统治之法，宜二陈汤随证加减。如为寒气所客，脉迟畏寒，加砂仁、藿香、干姜；如干呕、吐涎沫，加人参一钱，吴茱萸二钱，大枣三枚，倍生姜；如食不得入，为火阻于上，加黄连、黄芩、人参；如为饮食所伤，吞酸嗳腐，加苍术、藿香、砂仁、麦芽、山楂；如有声无物，加生竹茹二钱，人参一钱，旋覆花三钱，代赭石一钱五分，大枣二粒；如吐酸水，加吴茱萸一钱，黄连五分；如脾胃虚弱，运化迟而呕吐者，加人参、白术、砂仁、木香；如食已即吐，是胃中有热，食入则两热相冲，不得停留而吐；若大便秘结，可加大黄三钱；若寒热往来，胁痛而呕者，为少阳证，加人参、黄芩各一钱，柴胡三钱，大枣二粒；如骤然发呃者，为胃火上冲，加麦芽、石斛、麦冬、枇杷叶、竹茹、扁豆各二钱；久病发呃，有脾虚肾虚之分，脾虚者，加参、术、丁香、柿蒂；肾虚者，加参、附、干姜、沉香、巴戟天，此证多死；如吐虫者，去甘草，加川椒、人参、吴茱萸、黄连、川楝子、乌梅三粒、粳米一百粒。

五淋、癃闭

淋病，小便滴沥涩痛，欲去不去，欲止不止是也。古人分为五种：石淋，下如沙石；膏淋，下如膏脂；劳淋，从劳役而得；气淋，气滞不通，脐下闷痛；血淋，瘀血停蓄，茎中割痛，皆为热结膀胱所致。而治者却不重在膀胱，而重在三焦。《经》云：膀胱者，州都之官，津液藏焉，气化则能出矣。又云：三焦者，决渎之官，水道出焉。此数语，数百年来注家俱误，不知津液为汗之源，膀胱气化则能出汗，故仲景发汗法必取之太阳也。水道为行水之道，三焦得职，则小水通调，须知外出为膀胱之津液，下出为三焦之水道也。又有清心之法，以心与小肠相表里也；又有清肝之法，以肝主疏泄也；又有补肾之法，以肾为司水之脏也。治三焦与膀胱之正法，则用五淋散；清心滋肾，则用导赤散；清肝，则用龙胆泻肝汤之类。

至于癃闭证，小便点滴不通，甚则胀闷欲死，其病源亦同前证，而治法更进一步。有用八味丸倍桂附蒸动肾气以开关者，有用滋肾丸滋阴以化阳者，有用补中益气汤服后以手探吐者，如滴水之器，闭其上窍而倒悬之，点滴不能下也，去其上闭，则下窍通矣；有用五淋散加入麻黄、杏仁以取微汗者，麻黄力猛，能通阳气于至阴之地，下肺气，主皮毛，配杏仁以降气，下达州都，导水必自高原之义也；有用人参、麻黄各一两，水煎服者，夏月不敢用麻黄，有用紫苏、防风、杏仁各三钱，水煎服，温覆取微汗者；有用白菊花根捣烂，以生白酒冲和，取汁温饮者；有用水母四两，荸荠十四粒，水煎服者；有用皂角、葱头、王不留行各数两，煎汤一盆，令病者坐浸其中，熏洗小腹下体，久之热气内达，壅滞自开而便通者。务宜审其脉症而施治，不可执一。

脉宜浮大，忌细小。

五淋散通治五淋癃闭。加减法：气淋加荆芥、香附、生麦芽；血淋加牛膝、桃仁、红花、生地，入麝香少许；石淋送下六一散三钱；膏淋合萆薢分清饮；劳淋合补中益气汤；如过服金石药，与老人阳已痿，思色以降其精，致精内败而为淋，加萆薢、石菖蒲、菟丝子以导之。

六一散，石淋；萆薢分清饮，膏淋；导赤散，赤淋；龙胆泻肝汤，茎肿，茎中痛甚宜之；补中益气汤，气淋；六味丸，水虚；八味丸，冷淋；济生肾气丸，扶阳以化阴；滋肾丸，滋阴以化阳；四生丸，血淋；百合汤，气淋。

续论

三焦包罗脏腑，主气而即主水，水由气化也。故曰：决渎之官，水道出焉。上焦如雾，气中有水也；下焦如渎，水中有气也；中焦如沤，气水相函于其中也。凡水道不通，溢于外而为肿，积于中而为胀，凌于肺为咳呕，流于肠为泄泻，宜专责之三焦，与他脏无涉。时医治他脏而幸效，不可援以为例。

遗　精

梦而遗者，相火之炽也，宜封髓丹；无梦而遗者，心肾之虚也，宜金锁固精丸。然肝主疏泄，肝火大盛，宜暂用龙胆泻肝汤；肝魂不守，宜多服二加龙骨汤；肝热胆寒，宜温胆汤加人参、茯神、枣仁、莲肉。精之蓄泄，无非听命于心，威喜丸平淡而神奇，四君子汤加远志，亦补养得法，徒用补肾及固涩之药无益也。然此证必须清心寡欲，静养年余方效，药石原不足赖。

时贤沈芊绿云：心藏神，肝藏魂，肾藏精，梦中所主之心，即心之神也；梦中所见之形，即肝之魂也；梦中所泄之精，即肾之精也。要之，心为君，肝肾为相，未有君火动而相火不随之者。当先治其心，而后及其余，宜黄连清心饮，方用黄连、生地、甘草、当归、人参、茯神、枣仁、远志、莲子。

按：芊绿著有《沈氏尊生》一书，大抵皆见病治病，不脱江苏气习，此一条用药虽庸，而立论颇超，故节录之。

《诀》云：遗精白浊，当验于尺，结芤动紧，二证之的。《正传》云：两尺洪数，必便浊遗精。

赤白浊

浊者，小水不清也。方书皆责之肾，今则求之于脾，脾土之湿热下注，则为浊病。湿胜于热则白，热胜于湿则赤。治之之法，不外导其湿热，湿热去，则浊者清矣。

《医鉴》曰：淋浊之病，细数何妨？少阴微者，气闭膀胱，女人见之，阴中生疮。大实易愈，细涩则亡。

浊病初起，宜导其湿热，宜二陈汤加苍术、白术、黄柏、萆薢主之，如赤浊，加丹参。浊病稍久，当固其精道，利其水道，宜萆薢分清饮。《内经》云：中气虚而溺为之变。与浊证不同，宜四君子汤、补中益气汤。命门火衰，气不摄精，每致败精为浊，宜桂附八味丸加菟丝子、车前子，以导败精。

浊出精窍，与淋出溺窍者不同，病之稍久，宜固肾，不宜利水，此要旨也。

自汗、盗汗

伤寒门以自汗为伤风，盗汗为少阳证。其余杂病，自汗为阳虚，盗汗为阴虚。然阴阳互为其根，自汗亦有阴虚者，盗汗亦有阳虚者，宜辨而治之。

阳虚自汗，其人常畏寒，宜参附汤、术附汤、芪附汤。阴虚盗汗，其人常发热，宜当归六黄汤。阴阳两虚，自汗盗汗，怔忡不眠，烦躁等症，宜归脾汤加麦冬、五味，人参养荣汤。自汗发热，为前此伤风，医不得法所致，宜玉屏风散。

怔忡 惊悸、不眠、健忘证治同

高鼓峰曰：怔忡，血少也，其原于肾水不足，不能上升，以致心火不能下降，大剂归脾汤去木香，加麦冬、五味、枸杞，吞都气丸。如怔忡而实，挟包络一种有余之火，兼痰者则加生地、黄连、川贝之类以清之。

按：一证之治，只此数语，缘读书临证之多，故能片言居要。而胡念斋又补出胃络不能上通证、脾脉不能入心证、宗气虚而虚里穴动证、水气凌心证、奔豚上乘证，治法不甚相远。唯水气与奔豚，当另法治之。愚谓水气凌心，轻则用小半夏汤倍茯苓以泄之，重则用茯苓桂枝甘草大枣汤以安之，再重则用真武汤以镇之。奔豚则用桂枝汤加桂以泄之，或黑锡丹以镇之，或用茯苓桂枝甘草大枣汤以缓之，《金匮》奔豚汤亦有意义，乌梅丸亦可借用。

妇人科

妇人之病，与男子同，唯经、带、胎前、产后，另有方法。

妊妇患伤寒杂病，俱以四物汤为主。无汗加麻黄、细辛；有汗加桂枝、甘草；寒热往来，加柴胡、黄芩；鼻干不眠加黄芩、栀子。升麻、葛根、大黄、芒硝、干姜、附子俱可随证加入，古人六合四物汤论之详矣。

妇人有胎，恐服药有碍，灶中黄土研末，以水和，涂于心下及脐下，干则易之。

受胎二三月，必呕，恶心，以月水不通，阳明之气壅盛上僭，至四五月自愈。如病甚，用六君子汤加砂仁以和之，方中半夏得参、术，能安胎健胃，不必顾忌。

胎前下血，名曰胎漏，气虚不摄血也，多服补中益气汤。如因恼怒伤肝者，宜加味逍遥散加生地。

胎动不安，血不养胎也，宜四物汤去川芎，加白术、杜仲；若有火者，再加黄芩；如腹时痛，多寒者，加川椒，此一味，今人罕用，《金匮》用以养胎。

堕胎证屡患者，必应期而堕，总属气血大虚。余昔惑于丹溪之说，以黄芩、白术为安胎圣药，内子患此，四年中连服五次皆堕，后有老医用四物汤加真鹿胶、补骨脂、菟丝子、杜仲、川续断而安。余始悟命门为人立命之本，女以系胞，必用温药、热药始效。赵氏《医贯》用六味、八味，加艾叶、阿胶，大有灼见。如不受温热峻剂者，以杜仲八两，糯米汤泡，炒勿焦，取粉，真桑上寄生、人参、五味子各四两为末，以黄芪一斤，白术、大枣各六两，煮膏为丸，米汤送下四钱，一日两服，神效。

子肿宜五皮饮加白术；子嗽宜二陈汤加阿胶、麦冬、桑白皮、五味子、干姜、细辛；子悬宜四物汤去川芎，加黄芩、白术、甘草；子泻宜补中益气汤、四君子汤加黄芩、砂仁。

临产交骨不开，宜四物去芍、地，加发炭三钱，龟板五钱，水煎服。如血水大下而不产者，是血干而胎滞，气虚推送无力，宜当归补血汤加人参、肉桂各一钱，甚者去桂加附子三钱，此法时医不讲。

产后血晕，用醋炭熏鼻，老酒和童便饮之，不可放倒。如气血脱而晕者，必唇口手足厥冷，以当归补血汤加参、附、干姜，以回其阳，甚者，必用通脉四逆汤，如认作血晕治之，则死矣。

胎衣不下，用归身五钱，川芎三钱，水煎服。或血入衣中，胀而不下，宜清酒送下失笑散。

产后发热，有外感者，照常法治之。如无外感，用当归补血汤。

血块痛，宜四物汤倍当归，去地黄，加牛膝、桃仁、肉桂、青皮、醋炒大黄下之。

产后泄泻，不可利水，只用补中益气汤加减。

产后大便不通，宜八珍汤加桃仁、杏仁。

子宫下坠，乃劳力所伤也，宜补中益气汤加附子。玉门不闭治同。

产后瘀血不行，腹痛者，宜当归四钱，川芎二钱，炮姜、炙草各一钱，桃仁七枚，名生化汤，酒水各半煎。

产后感风成痉，口噤，角弓反张，无汗者名刚痉，宜荆芥穗一两，以童便煎灌之，或桂枝汤加葛根三钱。有汗为柔痉，宜桂枝汤加栝蒌根三钱。二痉属虚者，以十全大补汤加柴胡、钩藤、栝蒌、竹沥、姜汁，如汗多加附子。

产后喘促，口鼻起黑气，为瘀血入肺，不治。或用人参一两，苏木三钱，水煎顿服。若厥冷自汗，必用通脉四逆汤，进二三剂，厥回脉复，可治。

妇人杂病

经水不调属虚者，乃冲任之血不足，宜服归脾汤二十剂，再以海螵蛸四两，茜草一两，以雀卵为小丸，空心以鲍鱼汁送下一钱五分。或无雀卵，以鸡肝代之，当归汤下亦可。经水不调属实者，自有实证、实脉可验，宜四物汤加醋炒大黄、香附、桃仁、丹皮、青皮、红花之类。经水不调因郁而致者，宜加味逍遥散。

妇人肥而不妊，乃子宫脂满，宜四物汤去地黄，加香附、半夏、贝母，以益母膏为丸。如瘦而不妊者，乃气血两虚，宜八珍汤加菟丝子、川椒、鹿茸、杜仲为丸。

妇人带病，皆由中土亏损，带脉不能收引，以致十二经脉因而内陷也，宜六君子汤加炮姜以补脾，甚者以补中益气汤以提之，或以椿根皮、黄柏、牡蛎粉醋糊为丸，间服以涩之。

伤　寒

伤寒以六经为主，太阳、阳明、少阳为三阳，太阴、少阴、厥阴为三阴，病证百出无常，总范围于六经之内。仲景所以为万世师也。昔人谓三百九十七法，而不知其字字皆法也；谓一百一十三方，而不知一方可该数方，不必如许之多，方外有方，不仅如是之少也。余治杂病亦随俗，采取时方，惟于伤寒一门，非此方不能以治此病，非此药不可以名此方，不敢少有迁就。兹挈其要领，先为入门之导，再授以仲景书，便知有下手工夫矣。

太阳

为寒水之经，主一身之表。

何谓太阳经证？曰：头痛，项强，发热，恶寒是也。有虚邪、实邪之辨。

脉缓，自汗，恶风，为虚邪，宜桂枝汤。

如八九日，过经不解，如疟状，面热，身痒，以其不得小汗故也，宜桂枝麻黄各半汤。因前此未汗，不得不发其汗，因日数颇久，故小发其汗。

如服桂枝汤，大汗后，形如疟，日再发者，以余邪未尽故也，宜桂枝二麻黄一汤。大汗之后，不得再行大汗之法，而余邪未尽，不可不从汗而竭之，但药品宜轻耳。

脉浮紧，无汗，恶寒，为实邪，宜麻黄汤。

如无汗烦躁者，加石膏、姜、枣，名大青龙汤。

如干呕而咳，去杏仁，加五味子、干姜、半夏、细辛、芍药，名小青龙汤。此二汤即麻黄汤之加减。昔人以麻黄汤、大青龙汤、桂枝汤分三大纲，何其谬欤！

按此二法，治表中之表也。

时法冬月以加味香苏饮代上二方，三时感冒以九味羌活汤代上二方，与仲景法不甚合，然好尚如斯，亦无可奈何耳。

何谓太阳腑证？曰：表邪不去，必入于里，膀胱为表中之里也。有蓄水、蓄血之辨。

太阳证，其人口渴，烦躁，不得眠，脉浮，小便不利，水入即吐，为膀胱蓄水证，宜五苓散。

太阳证，其人如狂，小腹硬满，小便自利，脉沉，为膀胱蓄血证，古用抵当汤，今畏其峻不敢用。宜桃仁承气汤。

按此二法，治表中之里也。

何谓太阳变证？曰：汗下失宜，从阴从阳之不一也。

不应下而下之，续得下利清谷，身疼痛，宜四逆汤，以救清谷之里；又以桂枝汤，以救身疼痛之表。

病发热头痛，脉反沉，若不瘥，身体疼痛，当救其里，宜四逆汤。

大汗、大下利而厥冷者，四逆汤主之。

太阳病，发汗太过，遂漏不止，其人恶风，小便难，四肢微急，难以屈伸，桂枝加附子汤主之。

太阳病，发汗太过，动其营血，而卫邪反内伏，其人仍发热，心下悸，头眩，身瞤动，振振欲擗地者，真武汤主之。少阴证误用大青龙汤同例。

以上言汗下太过，伤正而虚其阳，阳虚则从少阴阴化之证多，以太阳、少阴为表里也。

阳盛于内，误服桂枝汤，大汗出后，大烦、大渴不解，脉洪大者，白虎加人参汤主之。

伤寒若吐、若下后，七八日不解，热结在里，表里俱热，时时恶风，大渴，舌上干燥而烦，欲饮水数升者，白虎加人参汤主之。

伤寒不大便六七日，为里证。头痛，有热，为表证。外不解，由于内不通也，下之，里和而表自解矣，与承气汤。

病人烦热，汗出则解，又如疟状，日晡所发热，属阳明也；脉实者，宜下之，与大承气汤。

发汗后，恶寒者，虚故也；不恶寒，但热者，实也，当和胃气，与调胃承气汤。

太阳病未解，脉阴阳俱停。停者，沉滞不起也；阴阳者，尺寸也。先振栗，汗出乃解，但阳脉微者，先汗而解；但阴脉微者，下之而解；若欲下之，宜调胃承气汤。脉微不可汗下，此微字，即上文停字也。

以上言汗下失宜，热炽而伤其阴，阴伤则从阳明阳化之证多，以太阳、阳明递相传也。

何谓发汗、利水为治太阳两大门？曰：邪伤太阳，病在寒水之经也。驱其水气以外出，则为汗，逐其水气以下出，后为黄涎蓄水，前为小便长。

太阳为寒水之经，邪之初伤，必须发汗，麻黄汤发皮肤之汗，桂枝汤发经络之汗，葛根汤发肌肉之汗，小青龙汤发心下之汗，大青龙汤发其内扰胸中之阳气而为汗，此发汗之五法也。

若汗之而不能尽者，则为水。水在心下，干呕而咳，宜小青龙汤；发热而烦，渴欲饮水，水入即吐，名曰水逆，宜五苓散；汗后心下痞硬，干噫食臭，胁下有水气，腹中雷鸣下利者，病势虽在腹中，而病根犹在心下，宜生姜泻心汤；此水气在上焦，在上者汗而散之也。若妄下之后，自心上至小腹硬满而痛不可近，水与气所结。脉迟，名大结胸，宜大陷胸汤；若项亦强，如柔痉之状，宜大陷胸丸；程郊倩谓病势连甚于下者主以汤，病势连甚于上者主以丸是也。若其结止在心下，按之始痛，脉浮滑，名小结胸，邪气在脉络，宜小陷胸汤；若无热症，名寒实结胸，宜三物白散；若心下痞硬满，引胁下痛，干呕短气，汗出，不恶寒，三焦升降之气阻格难通，宜十枣汤；此水气在中焦，中满泻之于内也。若头痛项强，翕翕发热，无汗，心下满，微痛，小便不利者，因膀胱之水不行，营卫不调，不能作汗，宜以桂枝去桂加茯苓白术汤治之，是水气在下焦，在下者引而竭之是也。

阳明

主里，外候肌肉，内候胃中。

何谓阳明经证？曰：身热，目痛，鼻干，不得眠，反恶热是也，有未罢太阳、已罢太阳之辨。

若兼见头痛恶寒，是太阳证未罢，自汗脉缓，宜桂枝汤；项背几几者，桂枝加葛根汤主之；无汗，脉浮者，宜麻黄汤；项背强几几者，葛根汤主之。

若无头痛恶寒，但见壮热口渴，是已罢太阳，为阳明经之本证，宜白虎汤主之。

何谓阳明腑证？曰：潮热谵语，手足腋下濈然汗出，腹满，大便硬是也，有太阳阳明、少阳阳明、正阳阳明之辨。

本太阳证，治之失法，亡其津液，致太阳之热乘胃燥而转属阳明，其证小便数，大便硬，《伤寒论》谓之“脾约”，宜麻仁汤。以上太阳阳明。

本少阳病，治之失法，亡其津液，致少阳之邪乘胃燥而转属阳明，为大便结燥，《伤寒论》谓为“大便难”，以蜜煎胆汁导之。以上少阳阳明。

病人阳气素盛，或有宿食，外邪传入，遂归于胃腑，《伤寒论》谓为“胃家实”，宜以三承气汤下之。以上正阳阳明。

愚按：阳明在经，未离太阳，宜汗之；既离太阳，宜清之。在腑，审其轻重下之，若在经、腑之界，汗之不可，清之不可，下之不可，宜用吐法。柯韵柏云：除胃实证，其余如虚热，咽干，口干，口苦、腹满，烦躁不得卧，消渴而小便不利，凡在胃之外者，悉是阳明表证。仲景制汗剂是开太阳表邪之出路，制吐剂是引阳明表邪之出路，当以栀子豉汤吐之，使心腹之浊邪上出于口，一吐则心腹得舒，表里之烦热悉除矣。烦热既除，则胃外清，自不致胃中之实，所以为阳明解表之圣剂。

少阳

主半表半里。

何谓少阳经证？曰：口苦、咽干、目眩是也。有虚火、实火之辨。

寒热往来于外，胸胁苦满，默默不欲食，心烦喜呕，为虚火证，宜小柴胡汤。

寒热往来于外，心中痞硬，郁郁微烦，呕不止，为实火证，宜大柴胡汤。

何谓少阳腑证？曰：少阳主寒热，属于半表则为经，属于半里则为腑。其证虽无寒热往来于外，而有寒热相搏于中，有痞、痛、利、呕四证之辨。

因呕而痞，不痛者，半夏泻心汤。

胸中有热而欲呕，胃中有邪气而腹中痛，宜黄连汤。

邪已入里，则胆火下攻于脾而自利，宜黄芩汤；胆火上逆于胃而为呕，宜黄芩加半夏、生姜汤。

以上四方，寒热攻补并用，仍不离少阳和解法。

传经发明

按：宋、元以后，医书皆谓邪从三阳传入俱是热证，唯有下之一法。论中四逆、白通、理中等方，俱为直中立法。何以谓之直中？谓不从三阳传入，径入三阴之脏，惟有温之一法。凡传经俱为热证，寒邪有直中而无传经。数百年来相沿之说也。余向亦深信其然，及临证久之，则以为不然。直中二字，《伤寒论》虽无明文，而直中之病则有之。有初病即见三阴寒证者，即宜大温之；有初病即见三阴热证者，即宜大凉之、大下之；是寒热俱有直中，世谓直中皆为寒证者非也。有谓递次传入三阴，尽无寒证者亦非也。盖寒热二气，盛则从化，余揆其故则有二：一从病体而分，一从误药而变。何则？从之形有厚薄，气有盛衰，脏有寒热，所受之邪，每从其人之脏气而为热化、寒化。今试譬之于酒，酒取诸水泉，寒物也；酒酿以曲蘖，又热物也。阳脏之人过饮之，不觉其寒，第觉其热，热性迅发，则吐血、面疮诸热证作矣。阴脏之人过饮之，不觉其热，但觉其寒，寒性凝滞，则停饮、腹胀、泄泻诸寒证作矣。知此，愈知寒热之化，由病人之体而分也。何谓误药而变？凡汗下失宜，过之则伤正而虚其阳，不及则热炽而伤其阴。虚其阳则从少阴阴化之证多，以太阳、少阴相表里也；伤其阴则从阳明阳化之证多，以太阳、阳明递相传也。所谓寒化、热化，由误治而变者此也。至于寒邪不相传，更为不经之说。仲景云：下利，腹胀满，身体疼痛者，先温其里，乃攻其表，温里宜四逆汤，攻表宜桂枝汤。此三阳阳邪传入三阴，邪从阴化之寒证也。如少阴证下利，白通汤主之，此太阴寒邪传入少阴之寒证也。如下利清谷，里寒外热，汗出而厥者，通脉四逆汤主之，此少阴寒邪传入厥阴之寒证也。谁谓阴不相传？无阳从阴化之理乎！

太阴

为湿土，纯阴之脏也。病入太阴，从阴化者多，从阳化者少。

何谓太阴之邪从阴化？《伤寒论》云：腹满吐食，自利不渴，手足自温，时腹自痛是也。宜理中丸主之。不愈，宜四逆辈。

何谓太阴之邪从阳化？《伤寒论》云：发汗后不解，腹痛，急下之，宜大承气汤是也，又曰：腹满时痛，属太阴也。时痛者，谓腹时痛时止，桂枝加芍药汤主之。大实痛者，大便坚实而痛，桂枝加大黄汤主之。

少阴

肾中水火同俱，邪伤其经，或从水化而为寒，或从火化而为热，二证俱以脉沉细、但欲寐为提纲。

何谓少阴之邪从水化而为寒？曰：脉沉细而微，但欲寐，背恶寒，口中和，腹痛，下利清谷，小便白是也，宜用回阳法。而回阳中首重在温剂，又有交阴阳，微发汗，共成三法。

少阴病，寒邪始伤，是当无热，而反发热，为太阳之标阳外呈，脉沉为少阴之生气不升。恐阴阳内外不相接，故以熟附助太阳之表阳，而内合于少阴；麻、辛启少阴之水阴，而外合于太阳。仲景麻黄附子细辛汤非发汗法，乃交阴阳法。以上交阴阳法。

少阴病，自始得以至于二三日，俱无里证，可知太阳之表热非汗不解，而又恐过汗以伤肾液，另出加减法，取中焦水谷之津而为汗，则内不伤阴，邪从表解矣。仲景麻黄附子甘草汤，变交阴阳法而为微发汗法。以上微发汗法。

手足厥冷，吐利，小便复利，下利清谷，内寒外热，脉微欲绝者，宜四逆汤。

里寒外热，面赤，或腹痛，或干呕，或咽痛，利止脉不出，汗出而厥，宜通脉四逆汤。

少阴下利，宜白通汤，利不止，厥逆无脉，干呕，烦，白通加猪胆汁汤主之。服药后脉暴出者死，微续者生。

汗下后不解，烦躁者，茯苓四逆汤主之。

少阴病，二三日不已，至四五日，腹痛，小便不利，四肢沉重疼痛，自下利，此为水气，咳、小便不利、下利、呕四症，或有或无，因症下药，宜真武汤。

少阴病，得之二三日，口中和，其背寒者，太阳之阳虚，不与少阴之君火相合，当灸之。

又：身体痛，君火之气不能周遍于一身。手足寒，君火之气不能充达于四肢。骨节痛，君火之神机不能游行以出入。脉沉者，君火之神机不能自下而上。一为阳虚，责在太阳之阳气虚，不能内合。一为阴虚，责在少阴之君火内虚，神机不转。千古医家辄云阴虚、阳虚，其亦悟此理否？皆以附子汤主之。

少阴病，吐利，神机不能交会于中土。手足厥冷，中土气虚，不能达于四肢。烦躁欲死者，少阴神机挟寒而逆于经脉，心脉不能下交于肾则烦，肾脉不能上通于心则躁，吴茱萸汤主之。

以上用温剂法。

何谓少阴之邪从火化而为热？曰：脉沉细而数，仍欲寐，而内烦外躁，或不卧，口中热，下利清水，小便赤是也，宜用救阴法。而救阴中又有补正攻邪之异。

少阴病二三日，咽痛者，可与甘草汤，不瘥，与桔梗汤。

少阴病，咽中伤，生疮，不能言语，声不出者，苦酒汤主之。

少阴病，咽中痛，半夏散及汤主之。

少阴病，下利，咽痛，胸满心烦者，猪肤汤主之。

少阴病，得之二三日以上，心中烦，不得卧，黄连阿胶汤主之。

少阴病，下利六七日，咳而呕渴，心烦不得眠者，猪苓汤主之。

少阴病，二三日至四五日，腹痛，小便不利，下利，便脓血，桃花汤主之。

以上皆以补正为救阴法。

少阴病，得之二三日，口燥舌干者，急下之，宜大承气汤。柯注云：热淫于内，因而转属阳明，胃火上炎，故口燥舌干，急下之，谷气下流，津液得升矣。

少阴病，六七日，腹胀，不大便者，急下之，宜大承气汤。柯注云：得病六七日，当解不解，津液枯涸，因转属阳明，故腹胀，不大便，宜于急下者，六七日来，阴虚已极，恐土实于中，心肾不交而死也。

少阴病，自利清水，色纯青，心下必痛，口干燥者，急下之，宜大承气汤。柯注云：是土燥火炎，脾气不濡，胃气反厚，水去而谷不去，故宜急下。

以上皆以攻邪为救阴法。

厥阴

厥阴为风木之脏，从热化者多，从寒化者少，以木中有火故也。

何谓厥阴证？《伤寒论》云：厥阴之为病，消渴，火盛，气上撞心，气逆即火逆。心中疼热，火邪入心。饥，火能消物。而不欲食，木克土故。食则吐蛔，虫为风化，一闻食臭则上入于膈而吐。下之，利不止，误下伤胃是也。柯注云：两阴交尽为厥阴，宜无热证。然厥阴主肝，而胆藏于内，则厥阴热证，皆少阳之火内发也。要知少阳、厥阴同一相火，相火郁于内，是厥阴病；相火出于表，为少阳病，少阳咽干即厥阴消渴之机，胸胁苦满即气上冲心之兆，心烦即疼痛之初，不欲食是饥不欲食之根，喜呕即吐蛔之渐，故少阳不解，转属厥阴为病危，厥阴病衰转属少阳为欲愈。

乌梅丸为厥阴证之总方，吐蛔、久利尤佳。

病初起，手足厥冷，脉微欲绝，宜当归四逆汤。有久寒加生姜、吴茱萸，酒水各半煎，以相火寄于肝经，虽寒而脏不寒，故先厥者后必发热，手足愈冷，肝胆愈热，故云：厥深热亦深也，姜、附不可妄投。

脉结代。脉缓时一止曰结，《活人》云：阴盛则结。

一脏气败，其脉动而中止，不能自还，而他脏代之。心动悸，心气不宁。炙甘草汤主之。愚按：他经亦有此证，是阳气大虚，虚极生寒，非姜、附、肉桂不为功。若用此药，是速其死也。惟厥阴证，肝中之相火，本少阳之生气，而少阳实出于坎宫之真阴，即《经》所谓“阳予之正，阴为之主”是也。

按：前言表证而手足厥逆，此言里证而脉结代，虽为厥阴寒化，终不用姜、附大热之品，以厥阴之脏，相火游行于其间故也。

虽脉微欲绝，不可下。若脉滑而厥，是内热郁闭，所谓厥应下之是也。下之是下其热，非下其实，泄利下重者四逆散，欲饮水数升者白虎汤，皆所以下无形之邪也，若以承气下之，利之止矣。

热利下重者，白头翁汤主之。

下利欲饮水者，热也，白头翁汤主之。

以上治热化之法也。

厥者必发热，热与厥相应，热深厥亦深，热微厥亦微，此四证是厥阴伤寒之定局。先热后厥，厥热往来，厥多热少，热多厥少，此四症是厥阴伤寒之变局，皆因其人阳气多少而然。

乘脾、乘肺二证宜辨。一曰伤寒腹满，《经》云：

诸腹胀大，皆属于热。此由肝火也。谵语，《经》云：肝气盛则多言。寸口脉浮而紧，即弦脉，此肝乘脾也，名曰纵，刺期门。一曰伤寒发热，啬啬恶寒，肺主皮毛，此证因无头痛项强，知其非太阳病，为肺虚。渴欲饮水，无白虎证而欲饮，知为肺虚。腹满，无承气证而腹满，知肺虚不能通调水道。此肝乘肺也。肺金虚不能制木，肝寡于畏，侮所不胜也，名曰横，刺期门。肝有亢火，随其实而泻之。

伤寒阳脉涩，阴脉弦，法当腹中急痛，此亦肝乘脾也。先与小建中汤，平肝以补脾。不瘥者，中气虚而不振，邪尚流连，与小柴胡汤主之，令木邪直走少阳，使有出路，所谓阴出之阳则愈也。

伤寒厥而心下悸者，宜先治水，当服茯苓甘草汤，却治其厥。不尔，水渍入胃，必作利也。柯注云：此亦肝乘肺也，虽不发热恶寒，亦木实金虚，水气不利所致。上节腹满，是水在中焦，故刺期门以泄其实，此水在上焦，故用茯苓甘草汤以发其汗，此方是化水为汗，发散内邪之剂，即厥阴治厥之剂也。

太阳方

桂枝汤　桂枝、白芍各三钱，甘草二钱炙，生姜三钱切片，大枣四枚。水二杯，煎八分，温服。服后少顷，啜粥一杯，以助药力，温覆微似汗。若一服病止，不必再服；若病重者，一日夜作三服。

麻黄汤 麻黄三钱去根节，桂枝二钱，杏仁去皮尖，二十三枚，甘草一钱。水三杯，先煮麻黄至二杯，吹去上沫，纳诸药，煎八分，温服，不须啜粥，余将息如前法。

大青龙汤 麻黄六钱去根节，桂枝二钱，甘草二钱炙，杏仁去皮尖，十二枚，生姜三钱切片，大枣四枚，石膏碎，以棉裹，四钱五分。水四杯，先煮麻黄至二杯半，去上沫，纳诸药，再煮八分，温服，温覆取微似汗。汗出多者，以温粉扑之；白术、煅牡蛎、龙骨研末。若汗多亡阳者，以真武汤救之。

小青龙汤 麻黄去根节，白芍、干姜不炒，甘草、桂枝各二钱，半夏三钱，五味子一钱，细辛八分。水三杯半，先煮麻黄至二杯半，去沫，纳诸药，煎八分，温服。若渴者，去半夏，加栝蒌根二钱；若噎者，去麻黄，加附子一钱五分；小便不利，小腹痛满，去麻黄，加茯苓四钱；若喘者，去麻黄，加杏仁二十一枚。《按》：论云：若微利者，去麻黄，加芫花。今芫花不常用，时法用茯苓四钱代之，即猪苓、泽泻亦可代也。但行道人当于方后注明。

桂枝二麻黄一汤

桂枝麻黄各半汤 按：近传《伤寒论》有分两，理宜两汤各煎听用，如各半汤，则各取其半而合服之；如二一汤，则取桂枝汤二分，麻黄汤一分，合而服之。犹水陆之师，各有节制，两军相为表里，异道夹攻之义。后人等其分两，合为一方，与葛根、青龙辈何异！

五苓散 泽泻一两六株，猪苓、茯苓、白术各十八株，桂枝半两。共为末，以米饮和服三钱五分，日三服，多饮暖水以出汗。

抵当汤 水蛭熬、虻虫去翅足熬，各十二个，大黄三钱，桃仁七个。水一杯半，煎七分服，不下，再服。

桃仁承气汤 桃仁十六粒，去皮尖，大黄四钱，甘草、桂枝各二钱，芒硝二钱。水二杯，煎八分去渣，入芒硝，煎微沸，温服。

四逆汤

真武汤 俱见下少阴。

桂枝加附子汤

白虎加人参汤 即白虎汤加人参一钱。

调胃承气汤

大承气汤 俱见下阳明。

生姜泻心汤 生姜二钱，炙草、人参、黄芩各一钱五分，半夏一钱，干姜、黄连各五分。水煎服。

大陷胸汤 大黄三钱，芒硝一钱，甘遂末三分。水一杯，先煮大黄至六分，去渣，入芒硝，煮二沸，纳甘遂末服，得快利，勿再服。

大陷胸丸 大黄四钱，葶苈子熬，芒硝、杏仁各一钱五分。捣为丸，如弹子大，每用一丸，入甘遂末三分，白蜜半匙，水一杯，煎半杯，温服。一宿乃下，如不下，更服，以下为度。

小陷胸汤 黄连一钱，半夏二钱，栝蒌实二钱。水一杯半，先煮栝蒌至一杯，入二味，再煎至七分服，微下黄涎。

三物白散 桔梗、贝母各四钱二分，巴豆一钱二分去心熬黑。共为末，以白饮和服一钱一分，羸者七分，病在膈上必吐，在膈下必利。不利，进热粥一杯；利不止，进冷粥一杯。

十枣汤 芫花熬，甘遂、大戟各等分。异筛秤末合和之，水二杯半，煮大枣十枚，至七分，去渣，强人纳药末七八分，羸人五六分，平旦服。若下少，病不除，明日更服，加三分，利后糜粥自养。

桂枝去桂加茯苓白术汤 芍药、生姜、茯苓、白术各三钱，炙草二钱，大枣四枚。水煎温服，小便利则愈。

阳明方

桂枝加葛根汤 即桂枝汤加葛根四钱。水三杯半，先煮葛根至二杯半，吹去沫，入诸药，煎至八分，温服。不须啜粥。

葛根汤 葛根四钱，麻黄三钱，生姜三钱，甘草一钱，桂枝二钱，大枣四枚，白芍二钱。水三盅半，先煮麻黄、葛根至二盅，去沫，入诸药，至八分，温服，微似汗，不须啜粥。

栀子豉汤 栀子七枚生用，香豉三钱。水三盅，先煮栀子至一盅半，入香豉煮七分，温服，一服得吐，不用再服。

葛根加半夏汤 即葛根汤加半夏二钱。

白虎汤 石膏八钱，碎，绵裹，知母三钱，炙草一钱，粳米四钱。水三杯，煎一杯服。

麻仁丸 麻仁另研、芍药、枳实炒、厚朴炒，各五两，杏仁五两半研作脂，大黄一斤蒸焙。上为末，炼蜜丸，如梧子大，米饮送十丸，渐加，以知为度。此方分两照脾约丸。

蜜煎导方 蜜一杯，于铜器内煮如饴状，取纸卷作挺子，以线扎之，以蜜厚包之，如指许，长二寸，微热纳入谷道，以手急抱，欲大便时乃去之。时法蘸些皂角末。

猪胆汁导方 猪胆一枚，和醋少许，以竹管灌入谷道中，如一食顷，当大便，出宿食恶物，甚效。

调胃承气汤 大黄四钱清酒润，炙草一钱，芒硝三钱。水二杯半，先煮大黄、甘草，取一杯，去渣，入芒硝。微煮令沸，少温，服之。

小承气汤 大黄四钱，厚朴、枳实各三钱。水二杯，煎八分服。初服当更衣，不尔者，再煮服，若更衣，分服。

大承气汤 大黄二钱酒润，厚朴四钱，枳实、芒硝各二钱。水三杯，先煮枳实、厚朴，至一杯半，去渣，纳大黄，煮一杯，去渣，纳芒硝，微火煮一二沸，得下勿再服。

少阳方

小柴胡汤 柴胡四钱，人参、黄芩、炙草、生姜各二钱五分，半夏二钱，大枣二枚。水三盅，煎作一盅半，去渣，再煎八分，温服，一日夜作三服。胸中烦而不呕者，去半夏、人参，加栝蒌二钱；渴者，去半夏，加人参七分，栝蒌根二钱；腹中痛者，去黄芩，加芍药一钱半；胁下痞硬，去大枣，加牡蛎二钱；心下悸，小便不利者，去黄芩，加茯苓二钱；不渴，外有微热者，去人参，加桂枝一钱五分，温覆取微似汗，愈；咳者，去人参、大枣、生姜，加五味子一钱，干姜一钱半。

大柴胡汤 柴胡四钱，半夏二钱，黄芩、芍药、枳实各钱半，大枣二枚，生姜二钱五分。

一本有大黄五分。水三盅，煎八分，温服，一日夜作三服。

半夏泻心汤 半夏三钱，黄芩、干姜、炙草、人参各一钱五分，黄连五分，大枣二枚。水三杯，煎一杯半，去渣，再煎八分，温服。

黄连汤 黄连、炙草、干姜、桂枝各一钱五分，人参一钱，半夏二钱，大枣二粒。水二杯，煎七分，温服。

黄芩汤 黄芩三钱，炙草、芍药各二钱，大枣三粒。水煎服，日二，夜一。

黄芩加半夏生姜汤 即前方加半夏二钱，生姜三钱。

太阴方

理中丸汤 人参、白术、甘草、干姜各三两。共研末，蜜丸，如鸡子黄大，研碎，以沸汤服一丸，日三四服，服后啜热粥，以腹热为度。或用各三钱，水二盅，煎八分，温服，服后啜热粥，若脐上筑者，去术，加桂；吐多者，去术，加生姜二钱；下多者还用术；悸者加茯苓；渴欲饮水者加术；腹痛加人参；寒者加干姜；腹满者去术，加附子。服汤后如食顷，饮热粥，微自温。勿揭衣被。

桂枝加芍药汤 桂枝、生姜各三钱，大枣四枚，芍药六钱，炙草二钱。水三杯，煎一杯服。

桂枝加大黄汤 桂枝、生姜各三钱，芍药六钱，炙草二钱，大黄七分，大枣四枚。水三杯，煎八分服。

少阴方

麻黄附子细辛汤 麻黄去节、细辛各三钱，附子一钱五分。水三盅，先煮麻黄至二盅，去沫，入诸药，煎七分，温服。

按：近医惑于细辛用不过一钱之邪说，余亦难以力挽之，此方只用一钱。

麻黄附子甘草汤 麻黄去节、甘草各三钱，附子一钱五分。煎法同上。

真武汤 茯苓、芍药、生姜各二钱，白术二钱，附子一钱泡。水三盅，煎八分，温服。

四逆汤 甘草四钱炙，干姜三钱，附子二钱生用。水三盅，煎八分，温服。干姜再加三钱，名通脉四逆汤；加茯苓六钱，人参一钱，名茯苓四逆汤。

白通汤 干姜三钱，附子三钱生用，葱白二根。水二盅，煎八分，温服。加猪胆汁一汤匙，人尿半汤匙，名白通加猪胆汁汤。

附子汤 附子二钱，茯苓三钱，人参二钱，白术四钱，芍药二钱。水二盅，煎八分，温服。

吴茱萸汤 吴茱萸三钱汤泡，人参一钱半，大枣四枚，生姜六钱。水煎服。

甘草汤 甘草二钱。水三盅，煎一盅，分两次服。

甘草桔梗汤 甘草六钱，桔梗三钱。水三盅，煎一盅半，分三服。

苦酒汤 半夏一枚，生的，破十四片，鸡子一枚去黄。纳半夏著苦酒中，以鸡子壳置刀环中，安火上，令三沸，去渣，少少含咽之。不瘥，再作三服。

猪肤汤 猪肤四两。水六杯，煎三杯，去渣，加白蜜半盏，米粉三钱，熬香，分三服。

半夏散及汤 半夏、桂枝、炙草各等分。为末，白饮和服二钱，日三服。不能服散者，用水一杯，煮七沸，入散三钱，更煮三沸，少冷，少少咽之。

黄连阿胶鸡子黄汤 黄连四钱，黄芩一钱，芍药三钱，阿胶三钱，鸡子黄一枚。水三杯，煎二杯，去渣，入胶烊尽，小冷，入鸡子黄，搅令相得，温服，一日三服。

桃花汤 赤石脂八钱，留一钱研末，干姜五分，粳米四钱。水三杯，煎八分，入石脂末一钱调服，日作三服。

大承气汤 见阳明。

猪苓汤 猪苓、茯苓、泽泻、滑石、阿胶各三钱。水二杯，先煮四味至一杯，去渣，入胶煎烊服。

厥阴方

乌梅丸 乌梅九十三枚，细辛六钱，干姜一两，当归四钱，黄连一两六钱，附子六钱炮，蜀椒四钱炒，桂枝、人参、黄柏各六钱。各另研末，合筛之，以苦酒浸乌梅一宿，去核，饭上蒸之，捣成泥，入炼蜜，共捣千下，丸如梧子大，先饮食，白饮服十丸，日三服，渐加至二十丸。

当归四逆汤 当归三钱，桂枝、白芍各二钱，炙甘草、木通各一钱五分，细辛一钱，红枣五个，擘。水三杯，煎八分，温服。寒气盛者，加吴茱萸、生姜各二钱，老黄酒半杯，同煎服。

白头翁汤 白头翁一钱，黄连、黄柏、秦皮各一钱五分。水二盅，煎八分，温服。

炙甘草汤 炙草二钱，桂枝、生姜各一钱五分，人参一钱，火麻仁、麦门冬、阿胶各二钱，生地八钱，大枣四枚。水酒各半煎。

四逆散 炙草、枳实、柴胡、芍药各等分。研末，白饮和服二钱，日三服。咳者，加五味子、干姜各五分，并主下利；悸者，加桂枝五分；小便不利者，加茯苓五分；腹中痛者，加炮附子；泄利下重者，先以水五杯煮薤白，取三杯；去渣，入药末三钱，煮取一杯半，分温再服。

白虎汤　见阳明。

茯苓甘草汤　茯苓、桂枝各二钱，炙草一钱，生姜三钱。水二杯，煎一杯服。

小建中汤　芍药六钱，桂枝、生姜各三钱，炙草二钱，大枣四枚。水三杯，煎一杯，去渣，入饴糖四钱烊，温服。